W0070675

Ratgeberreihe
für Krebspatienten

Hermann Delbrück

- *Brustkrebs*
- *Künstlicher Darmausgang*
  nach Krebs
- *Lungenkrebs*

Hermann Delbrück

Magenkrebs

Rat und Hilfe
für Betroffene und Angehörige

Verlag W. Kohlhammer
Stuttgart Berlin Köln

CIP-Titelaufnahme der Deutschen Bibliothek

Delbrück, Hermann :
Magenkrebs : Rat und Hilfe für Betroffene und Angehörige /
Hermann Delbrück. – Stuttgart ; Berlin ; Köln : Kohlhammer,
1991
   (Ratgeberreihe für Krebspatienten)
   ISBN 3-17-011563-4

Inhalt

Vorwort des Verfassers

Während meiner Tätigkeit als Onkologe an in- und ausländi-
schen Universitätskliniken, Tumorzentren und einer Nachsorgeklinik wurde mir im Laufe der Jahre immer stärker
bewußt, wie wichtig es ist, nicht nur die Krebserkrankung
und deren Verlauf, sondern in mindestens ebensolchem
Maße auch deren Auswirkungen auf den gesamten körperlichen, seelischen, sozialen und beruflichen Zustand der
Patienten zu sehen. Dieser Ratgeber soll daher die notwen-
dige »Ganzheitlichkeit« in der Nachsorge und Rehabilitation
von Magenkrebspatienten berücksichtigen.

Oft kann von den Krankenhausärzten nicht die nötige Zeit
aufgebracht werden, um auf die vielen Fragen der Patienten
ausführlich einzugehen. Dieser Ratgeber soll eine Hilfe für
die häufig unter Zeitdruck stehenden Ärzte darstellen. Er soll
die Patienten dazu ermuntern, Fragen zu stellen, damit sie
ihre Krankheit besser begreifen und ihr Schicksal meistern
können. Und er soll mit dazu dienen, aus Behandelten
Handelnde zu machen.

Dieses Büchlein enthält viele Fragen zur Krankheit und zur
Prophylaxe, die mir die Betroffenen in meiner bisherigen
Tätigkeit immer wieder stellten. Es behandelt auch viele
Fragen, die die Patienten in der Nachsorge erfahrungsgemäß
nicht stellen, sei es aus Unwissen, einer unbewußten Ver-
drängung, mangelndem Mut, sei es auch, weil die Betroffenen den Arzt hierfür nicht zuständig halten. Dieser Ratgeber
zeichnet sich gerade dadurch aus, daß er die vielen sozialen
und beruflichen Hilfen an die Betroffenen weitervermittelt.

Er enthält einige, für manche Pharmahersteller und Ärzte unangenehme und für manche Patienten auch wahrscheinlich verunsichernde Fragen und Antworten. Dies trifft insbesondere auf gewisse »Alternativ-Therapien« zu. Ich habe dies trotz der möglicherweise auf mich zukommenden Schwierigkeiten gewagt. Allzu häufig nämlich mußte ich während meiner bisherigen Tätigkeit die Erfahrung machen, daß verzweifelte Patienten nicht nur »Haus und Hof« für Therapien mit fraglicher Wirksamkeit verloren, sondern daß durch diese Therapien wirksamere Behandlungen versäumt wurden.

Dieser Ratgeber befaßt sich mit Fragen der Nachsorge. Während meiner langjährigen Erfahrung auf diesem Gebiet wurde mir aber auch die Bedeutung der Vorsorge und Prophylaxe immer bewußter. Ich möchte daher in meiner Eigenschaft als »Nachsorgespezialist« auf die Wichtigkeit des *Europäischen Kodex gegen Krebs* hinweisen.

Den ärztlichen und nichtärztlichen Mitarbeitern meiner Klinik, besonders der Diätabteilung, sowie Chefarzt Dr. Kruck, Nahetal-Kurklinik in Bad Kreuznach, danke ich für die zahlreichen Anregungen und Hilfen bei der Erstellung dieses Ratgebers.

Hermann G. Delbrück
Klinik Bergisch-Land
Wuppertal-Ronsdorf,
im November 1990

EUROPÄISCHER KODEX GEGEN KREBS

»Werden diese ›Zehn europäischen Gebote‹ beachtet, kann die Zahl der Krebstoten in der Europäischen Gemeinschaft deutlich fallen – bis zum Jahr 2000 um bis zu 15%«.

Der Ausschuß der Krebssachverständigen der Europäischen Gemeinschaft

Bestimmte Krebskrankheiten können vermieden werden

1. **Rauchen Sie nicht!** Raucher sollten dies so schnell wie möglich befolgen und schon gar nicht in Anwesenheit anderer rauchen.
2. **Verringern Sie Ihren Alkoholkonsum:** Bier, Wein, Spirituosen.
3. **Vermeiden Sie starke Sonnenbestrahlung.**
4. **Beachten Sie die Sicherheitsvorschriften für Ihren Arbeitsplatz,** wenn Sie dort krebserregende Stoffe herstellen, handhaben oder gebrauchen.

Ihr allgemeiner Gesundheitszustand wird durch die folgenden zwei Empfehlungen gefördert, die auch das Risiko mancher Krebskrankheiten vermindern:

5. **Essen Sie häufig frisches Obst und Gemüse sowie Getreideprodukte mit hohem Fasergehalt.**
6. **Vermeiden Sie Übergewicht, und begrenzen Sie die Aufnahme fettreicher Nahrungsmittel.**

Mehr Krebskrankheiten werden geheilt, wenn sie früh erkannt werden

7. Gehen Sie zum Arzt, wenn Sie eine ungewöhnliche Schwellung bemerken, eine Veränderung an einem Hautmal oder eine abnorme Blutung.
8. Gehen Sie zum Arzt, wenn Sie andauernde Beschwerden haben, wie chronischen Husten oder Heiserkeit, dauerhafte Auffälligkeiten bei der Verdauung, oder einen ungeklärten Gewichtsverlust bemerken.
9. **Gehen Sie einmal im Jahr zur Krebsfrüherkennungsuntersuchung.** *

Für Frauen:
10. **Untersuchen Sie regelmäßig Ihre Brust;** wenn Sie über 40 sind, gehen Sie in regelmäßigen Abständen zur Mammographie, wenn Ihr Arzt dies für erforderlich hält.

* angepaßt an die gesetzlichen Grundlagen in der Bundesrepublik Deutschland

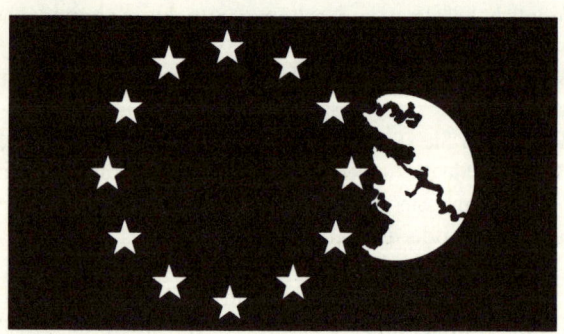

EUROPA GEGEN DEN KREBS

Geleitworte

Geleitwort der Deutschen Krebsgesellschaft

In der Deutschen Krebsgesellschaft sind Krebsspezialisten aller Richtungen vertreten. Ihre Arbeit erstreckt sich auf sämtliche Bereiche der Onkologie, nämlich von der Forschung über die Früherkennung, Behandlung bis hin zur Nachsorge und Rehabilitation der Krebspatienten.

Auf letzterem Gebiet besteht heute noch erheblicher Nachholbedarf. Deswegen hat die Deutsche Krebsgesellschaft anläßlich des Weltkrebskongresses in Hamburg im August 1990 eine eigene Arbeitsgemeinschaft für Rehabilitation, Nachsorge und Sozialmedizin (ARNS) gegründet. Eine der Aufgaben dieser Arbeitsgemeinschaft wird die verbesserte Aufklärung Betroffener sein, denn ohne Aufklärung und aktive Mitarbeit von Patienten sind Krebstherapien und Nachsorge nicht möglich.

Nur die Patienten, die die Möglichkeiten der wissenschaftlich anerkannten onkologischen Therapien und die Grenzen der »alternativen« Therapien kennen, können zwischen Schulmedizin, Paramedizin und Alternativmedizin unterscheiden. Nur sie, die einsichtigen Patienten, werden sich den Nachsorgeuntersuchungen unterziehen, selbst wenn sie teilweise lästig oder mitunter gar beeinträchtigend sind. Wer informiert ist über die zahlreichen medizinischen, sozialen und beruflichen Hilfen, wird aktiv und erfolgreicher gegen sein Schicksal ankämpfen können.

Dieser Ratgeber will helfen, das Arzt-Patienten-Verhältnis zu stärken und damit aufgeklärte Patienten zu aktiven Partnern im gemeinsamen Kampf gegen Krebs zu machen!

Prof. Dr. G. Nagel
Präsident der Deutschen Krebsgesellschaft
Frankfurt, im Oktober 1990

Geleitwort der Deutschen Krebshilfe

Als Frau Dr. Mildred Scheel 1974 die Deutsche Krebshilfe ins Leben rief, verfolgte sie zunächst zwei Ziele. Sie wollte
1. das Krebsproblem, das trotz größter gesundheitspolitischer Bedeutung für die meisten Menschen kein Thema war, aus der Tabu-Zone holen und
2. darüber hinaus bei den Bürgern ein Bewußtsein für die Eigenverantwortung bei der Bekämpfung dieser Volkskrankheit wecken.

Dies erklärt, warum Aufklärung der Öffentlichkeit, Information der Patienten und Förderung des Selbsthilfegedankens immer wesentliche Anliegen der Deutschen Krebshilfe gewesen sind und auch weiterhin bleiben werden.

Hilfe zur Selbsthilfe setzt Wissen und Information voraus. Eigen- und Fremdverantwortung, wie sie in den Selbsthilfegruppen praktiziert werden, verlangen »mündige Patienten«. Der aufgeklärte Patient vermag nicht nur sich selber zu helfen, sondern auch Hilfe an andere weiterzugeben bzw. in die Wege zu leiten. Die Idee der Selbsthilfe schließt gegenseitige Hilfe mit ein.

Ein Ratgeber für Betroffene mit ausführlichen medizinischen, sozialen, psychischen und beruflichen Hilfen ist in jeglicher Hinsicht zu begrüßen. Natürlich sollen die von Herrn Kollegen Delbrück ausgearbeiteten Ratgeber niemals den professionellen ärztlichen Rat, die fachkompetente Hilfe des Sozialarbeiters, den beruflichen Beistand der Rentenversicherungen und Arbeitsämter ersetzen. Sie sollen aber die Arbeit dieser professionellen Helfer erleichtern und unterstützen. Sie sollen bei den Patienten Verständnis für die notwendigen diagnostischen, therapeutischen und rehabilitativen Maßnahmen wecken und sie so zu kompetenteren und mündigeren Gesprächspartnern machen.

Möge dieser Ratgeber ein weiterer Schritt in diese Richtung sein. Möge er den Selbsthilfegedanken fördern und den Betroffenen eine Hilfe bei der Bewältigung ihres Schicksals sein!

Prof. Dr. Sabine von Kleist
Stellvertretende Vorsitzende des Vorstandes
der Deutschen Krebshilfe
Bonn, im Oktober 1990

Geleitwort der Arbeitsgemeinschaft für Krebsbekämpfung und Landesversicherungsanstalt Westfalen

Für Krebskranke stellen sich nach Abschluß der Akutbehandlung oftmals neue Sorgen und Probleme ein, seien es berufliche, familiäre oder soziale. Hier gilt es, sie nicht in Resignation verfallen zu lassen, sondern ihnen zu helfen, neuen Mut zu finden und den Willen aufzubringen, sich wieder in ein normales Alltagsleben einzugliedern. Dazu bedarf es außer der medizinischen Weiterbehandlung und Kontrolle einer intensiven und umfassenden Nachsorge.

Dieser Aufgabe widmen sich die Träger der gesetzlichen Kranken- und Rentenversicherung. Die sozialrechtlichen Vorschriften über die Leistungen zur Rehabilitation geben den betroffenen Versicherten, Rentnern und Familienangehörigen vielfältige Ansprüche, deren Wahrnehmung die

Chance bietet, Einschränkungen im beruflichen, sozialen und gesellschaftlichen Leben weitgehend zu vermeiden, wenigstens aber zu vermindern.

Ein Schwerpunkt des Leistungsangebotes ist die stationäre Nachbehandlung, auch Nachkur genannt. Deren Ziel ist es, außer der körperlichen Erholung von den Behandlungsfolgen vor allem die krankheitsbedingte psychosoziale Situation zu verbessern. Der Krebskranke wird seelisch gestärkt und motiviert, sein künftiges Leben möglichst selbständig zu meistern. Er wird durch vielfache konkrete Anleitungen und Hinweise – Gesundheitstraining, sinnvolle Ernährungsweise, kreative und musische Betätigung u. a. m. – befähigt, anschließend zu Hause ein hohes Maß an Lebensqualität zu verwirklichen.

Zur Durchführung der Nachkuren stehen den Krankenkassen und Rentenversicherungsträgern spezialisierte onkologische Nachsorgekliniken zur Verfügung. In Nordrhein-Westfalen z. B. ist die stationäre Nachbehandlung seit mehr als drei Jahrzehnten zentralisiert in der Arbeitsgemeinschaft für Krebsbekämpfung mit Sitz in Bochum. Sie hat zur Zeit 25 Kliniken unter Vertrag, von der Nordsee bis zu den Alpen. In Abstimmung mit dem behandelnden Arzt am Heimatort wird die Behandlung durch onkologisch erfahrene Ärzte fortgesetzt. Eine derartig zielgerichtete Konzentration der Krebsnachkuren auf anerkannt hohem Niveau gibt es in dieser Form nur im Lande Nordrhein-Westfalen. Jährlich werden fast 30 000 Nachkuren durchgeführt, davon rund 10 % als Anschlußheilbehandlung.

Befindet sich der Erkrankte noch nicht im Rentenalter, so ist die soziale Wiedereingliederung oftmals in starkem Maße abhängig von der Rückkehr in den Beruf. Daher ist es in der Regel nicht sinnvoll und vielfach auch nicht nötig, daß der im erwerbsfähigen Alter stehende Krebskranke auf Dauer Rentner wird oder bleibt. Die Sozialgesetze bieten deshalb eine Fülle berufsfördernder Leistungen. Vorrangig ist die Erhaltung des bisherigen Arbeitsplatzes anzustreben. Sollte dies nicht möglich sein, steht eine breite Palette von Anpassungs-,

Fortbildungs-, Umschulungs-, Erprobungs- und sonstigen zielgerichteten Maßnahmen zur Verfügung. Die Arbeitsgemeinschaft für Krebsbekämpfung im Lande NRW belegt Schwerpunktkliniken, die sich bereits während der Nachkur in besonderer Weise der Wiedereingliederung der Krebskranken in das Erwerbsleben widmen. Aber auch die Krankenkassen, die Rentenversicherungsträger und viele andere soziale Leistungsträger stehen mit geschulten Rehabilitationsberatern helfend und beratend zur Verfügung.

Ich wünsche mir, daß so viele Krebskranke wie nur möglich die Initiative aufbringen, ihr Leben mit der Krankheit zu meistern. Ein Höchstmaß an Kenntnis der vorhandenen Mittel und Wege ist dabei unentbehrlich. Möge dieser Ratgeber, für dessen Herausgabe ich Herrn Privatdozent Dr. med. Delbrück sehr herzlich danke, auch dazu einen Beitrag leisten.

Dr. med. h.c. Wilhelm Riehemann
Landesversicherungsanstalt Westfalen
und Vorstandsvorsitzender der Arbeitsgemeinschaft
für Krebsbekämpfung der Träger der gesetzl. Kranken-
und Rentenversicherung im Lande NRW
Bochum/Münster, im Oktober 1990

1 Wie kommt es eigentlich zu Magenkrebs?

Fragen zu Ursachen und Verlauf der Erkrankung

1. Wieviel Magenkarzinom-Patienten gibt es in Deutschland?

Das Magenkarzinom ist nach dem Bronchialkarzinom, Prostatakarzinom und den Hauttumoren der vierthäufigste bösartige Tumor bei Männern. Bei den Frauen rangiert es nach dem Brustkarzinom, Dickdarm- und Hautkarzinom ebenfalls an vierter Stelle. Man rechnet mit etwa 26500 neuerkrankten Patienten jährlich in der Bundesrepublik Deutschland.

2. Ich habe gehört, daß die Magenkrebshäufigkeit abgenommen hat. Stimmt das?

Früher war der Magenkrebs die häufigste Krebserkrankung nicht nur in Deutschland, sondern der ganzen Welt. Diese Abnahme ist weltweit, besonders jedoch in den westlichen Industriestaaten festzustellen. Die weltweite Abnahme betrifft allerdings nur die Karzinome im mittleren und unteren Drittel des Magens; Karzinome, die im oberen Magendrittel lokalisiert sind, haben eher zugenommen (Abbildung 4). Heute gibt es wesentlich mehr Patienten mit Brustkrebs, Vorsteherdrüsen- oder Dickdarmkrebs. Lediglich in einigen fernöstlichen Ländern ist das Magenkarzinom noch der häufigste bösartige Tumor.

Das liegt nicht etwa nur daran, daß andere bösartige Geschwulste im Verhältnis zum Magenkarzinom absolut zugenommen haben, sondern es ist auch eine echte Abnahme der Magenkarzinome zu verzeichnen.

3. *Können Sie einige Gründe dafür nennen, warum das Magenkarzinomrisiko früher so viel häufiger war und auch heute noch in Asien so viele Menschen daran erkranken?*

Es gibt lediglich Mutmaßungen, die vor allem zeitlich und örtlich unterschiedliche Ernährungseinflüsse dafür verantwortlich machen.

Vergleicht man die Ernährungsgewohnheiten von Regionen mit hohem Magenkarzinomvorkommen mit denen von Regionen mit niedrigem Risiko, so fallen bestimmte Eigenheiten auf (Tabelle 1).

Tabelle 1: Auffallende Ernährungsgewohnheiten in Regionen mit hohem Erkrankungsrisiko

---

1. Wenig tierische Fette und Eiweiße
2. Viele komplexe Kohlenhydrate
3. Ein relativ hoher Eiweißanteil ist pflanzlicher Herkunft, vorwiegend Körner
4. Wenig Salate und frisches Blattgemüse
5. Wenig frisches Obst, besonders Zitrusfrüchte
6. Salzreiche Kost
7. Hoher Nitratgehalt

Insbesondere der hohe Kochsalzverzehr sowie gepökelte Lebensmittel werden immer wieder als Ursachen für die unterschiedlichen Häufigkeiten angeführt. Man weiß, daß eine salzreiche Kost die Entwicklung einer chronischen Magenentzündung (atrophische Gastritis) begünstigt und es hierdurch zum vermehrten Wachstum von nitritbildenden Bakterien im Magen kommt. Diese produzieren wiederum Nitrosamine, die – das weiß man aus Tierversuchen – als besonders krebsfördernd gelten. Da die Asiaten, besonders die Japaner, sehr salzreich essen und der Nitratkonsum beinahe das Vierfache von dem in der Bundesrepublik Deutschland beträgt, erklärt man hiermit die in diesen Regionen besonders hohe Magenkarzinomverbreitung.

In den westlichen Industrienationen hat ein beträchtlicher Wandel der Eßgewohnheiten stattgefunden. Zucker, Fette und Milchprodukte werden heute häufiger konsumiert, und insgesamt ist die Nahrung auch vitaminreicher geworden.

Vitamine, besonders das Vitamin C, sollen vor Magenkarzinom schützen.

Auch gab es früher – solange es noch keine Eisschränke, Tiefkühltruhen und die heute selbstverständlichen Konservierungsmöglichkeiten gab – wesentlich häufiger Gepökeltes, geräucherten Fisch oder gegrilltes Fleisch, die in hohen Konzentrationen krebsfördernde Nitrosamine enthielten. Da gepökelte Speisen und geräucherter Fisch auch heute noch in Ostasien alltägliche Nahrungsmittel darstellen, gilt dies als weitere Ursache für die dortige Häufung von Magenkrebs.

4. Warum ist das Magenkarzinom bei Kindern und Jugendlichen so selten?

Die zu Krebs führenden äußeren Einflüsse überwiegen. Sie müssen sehr lange einwirken. Man schätzt mindestens 20–40 Jahre. Kommt es zu Magenkrebs bei jüngeren Menschen, so nimmt man daher eher eine vererbliche als eine erworbene Disposition an.

Übrigens gibt es auch bei Kindern bösartige Magentumoren. Es handelt sich dann allerdings häufig um bösartige Wucherungen des im Magen gelegenen Lymphgewebes oder um Sarkome. Die Ursachen dieser bösartigen Magentumoren sind sicherlich anderer Art als bei Magenkarzinomen.

5. *Mein Vater und der Bruder meines Großvaters hatten auch Magenkrebs. Ist Magenkrebs vererblich? Werden meine Kinder auch Magenkrebs bekommen?*

Magenkrebs ist nicht vererblich, obwohl eine gewisse familiäre Prädisposition wahrscheinlich ist. In Europa geht man davon aus, daß das Magenkrebsrisiko 3,7fach höher ist, wenn ein Familienmitglied ersten Grades an Magenkarzinom erkrankt war.

Große epidemiologische Studien haben ergeben, daß Menschen mit Blutgruppe A statistisch häufiger Magenkrebs bekommen als jene mit Blutgruppe B oder 0. Insgesamt geht man davon aus, daß 90% der Magenkarzinome Folge von Umwelteinflüssen sind und maximal 10% auf genetische Prädispositionen zurückzuführen sind.

6. *Welche anderen Risikofaktoren gibt es neben der familiären Anlage?*

Zu den bekanntesten Risikofaktoren zählen eine besondere Form von Blutarmut (perniziöse Anämie), eine besondere Art von chronischer Magenentzündung (atrophische Gastritis), bestimmte Magenpolypen und Schleimhautveränderungen (Tabelle 2).

Tabelle 2: Endogene und exogene Risikoerkrankungen für die Entwicklung eines späteren Magenkarzinoms

---

Perniziosa
Morbus Ménétrier
Magenpolypen
Atrophische Gastritis
Familiäre Prädisposition bei Blutgruppe A für diffusen Typ
Familiäre Häufung
Peutz-Jeghers-Syndrom
Ehemals lymphom-geheilte Kinder und Jugendliche
Hoher Verzehr von Gepökeltem, Geräuchertem und Kochsalz
Resezierter Magen vor mehr als 15 Jahren
Hochgradige Schleimhautdysplasien

---

7. *Ich habe von der Behauptung gehört, daß die Abnahme der Magenkrebshäufigkeit zeitlich parallel mit der Einführung von Kühlschränken stattgefunden hat. Wie läßt sich das verstehen? Kann man sich durch Kühlkost vor Magenkrebs schützen?*

Diese Behauptung bedarf der kritischen Kommentierung. Für die Richtigkeit dieser Hypothese spricht, daß die Abnahme von Magenkarzinomerkrankungen parallel mit der Einführung von Tiefkühlkost, dem geringeren Verzehr gepökelter und schimmelpilzinfizierter Speisen einhergeht. Die Nahrung ist heute frischer und enthält mehr von dem »krebsschützenden« Vitamin C. Da Gepökeltes besonders stark nitrosaminhaltig ist und Schimmelpilze die krebsfördernden Nitrosamine bilden, entfällt somit ein bedeutender krebsfördernder Faktor dank der Einführung der Tiefkühlkost. Einen sicheren Schutz jedoch stellt die Tiefkühlkost auf keinen Fall dar, erst recht nicht vor einer Wiedererkrankung.

8. Ich habe gehört, salzreiche Ernährung würde das Magen-
krebsrisiko vergrößern. Trifft dies auch auf das Wiederer-
krankungsrisiko zu? Sollte ich jetzt nur noch ungesalzen
essen?

Das erhöhte Magenkarzinomrisiko erklärt man damit, daß
eine salzhaltige Kost die Entwicklung einer chronischen
Gastritis (Magenentzündung) begünstigt und daraus schließlich eine mangelnde oder gar fehlende Magensäurebildung
resultiert (atrophische Gastritis). Infolge der fehlenden Magensäure kommt es zu einer vermehrten Bakterieneinwir-
kung, so daß aus Nitraten die magenkrebsfördernden Nitrosamine entstehen.

Sie brauchen nicht ungesalzen zu essen. Und dies nicht
etwa nur deswegen, weil Sie ja – wenn überhaupt – nur noch
einen kleinen Restmagen haben, sondern auch weil es einer
sehr langen Expositionszeit von Nitrosaminen bis zur Karzinomentwicklung bedarf. Man schätzt diese auf ca. 15–20
Jahre.

9. Ist es richtig, daß durch Vitaminmangel Magenkrebs
gefördert wird?

Vitamin C hemmt die Nitrosaminbildung. Vitamin A und
Beta-Carotin fördern die Zellausreifung. Beide Vitamine
haben somit eine Art Schutzwirkung vor Magenkarzinom.

10. Welchen Einfluß haben die Nitrosamine bei der Magen-
krebsentstehung?

Mit Nitrosaminen kann im Tierversuch Magenkrebs ausgelöst werden. In der wissenschaftlichen Literatur gibt es
zahlreiche Hinweise dafür, daß der erhöhte Konsum von

Nitrat – und damit auch Nitrosaminen – zu einem erhöhten Magenkarzinomrisiko führt.

Nitrat wird durch bakterielle Einwirkung zu Nitrit reduziert. Dieses wiederum kann nach Reaktion mit einer weiteren stickstoffhaltigen Komponente die krebsfördernden Nitrosamine bilden. Durch Vitamin C ist diese Reaktion hemmbar.

Nitritbildende Bakterien finden sich im Magen vermehrt bei einer bestimmten Form von chronischer Magenentzündung (atrophische Gastritis). Besteht ein Mangel an den Vitaminen A, C und E, so kommt es zu erhöhten Nitrosaminkonzentrationen und damit zu einer eventuellen Karzinomentwicklung.

11. Gilt eine ehemalige Magenoperation als krebsförderndes Risiko?

Diesbezüglich sind sich die Wissenschaftler nicht einig. Früher galt die Magenoperation als einer der bedeutendsten Einflußfaktoren für eine Karzinomentwicklung im Restmagen. Heute ist diese ehemals dogmatische Behauptung einer kritischeren Betrachtung gewichen.

Wenn überhaupt, so besteht ein Krebsrisiko an der Operationsnarbe erst nach frühestens 15 bis 20 Jahren. Als Ursache dieses erhöhten Krebsrisikos wird die Produktion bzw. der mangelnde Abbau von krebsfördernden Stoffen im operierten Magen angesehen. Dies würde auch die lange Zeit von 15 bis 20 Jahren bis zur Entstehung der Karzinome erklären.

12. Ich wundere mich, daß fast nie das chronische Magengeschwür als Risikofaktor genannt wird. Warum?

Eine bösartige Umwandlung von Magengeschwüren ist sehr selten. Ein chronisches Magengeschwür geht also nicht, wie lange Zeit angenommen, mit einem erhöhten Krebsrisiko einher. Allerdings kann das Magenkarzinom sowohl röntgenologisch als auch bei der Magenspiegelung einem vermeintlich gutartigen Geschwür sehr ähneln. Hinter einem »Magengeschwür« kann sich also ein Karzinom verbergen.

Aus diesem Grunde entnehmen die Ärzte grundsätzlich – d. h. auch bei gutartig erscheinenden Geschwüren – Gewebe zur mikroskopischen Untersuchung. Sie drängen auf Kontrollen nach ca. 4–8 Wochen auch dann, wenn die Gewebeuntersuchung unauffällige Ergebnisse gebracht hatte und keine Beschwerdesymptomatik mehr besteht.

13. Gibt es Zusammenhänge zwischen der seelischen Verfassung und dem Erkrankungsrisiko?

Es gibt – obwohl von Laien häufig behauptet und für gutartige Geschwürleiden auch zutreffend – keinerlei wissenschaftlich eindeutige Aussagen hierfür.

Organische Erkrankungen des Magen-Darm-Trakts führen häufig zu seelischen Veränderungen. Es ist gar nicht so selten, daß Patienten mit bösartigen Tumoren des Magen-Darm-Traktes zuerst durch seelische Veränderungen auffallen.

14. Kann man durch Blutuntersuchungen frühzeitig den Magenkrebs erkennen?

Nein, zur Zeit existieren noch keine derartigen Untersuchungsmöglichkeiten. Bei den auf ein mögliches Karzinomleiden hinweisenden Krebs-Tests (Tumormarker) handelt es sich um sehr unspezifische Befunde, die durchaus auch bei Gesunden oder gutartigen Erkrankungen verdächtig sein können.

2 Welche Therapiemöglichkeiten und Operationsverfahren gibt es? Wann wird welche Therapie durchgeführt?

Fragen zu den unterschiedlichen Therapieformen und deren Wirkung

1. *Bei meinem magenkrebskranken Vetter wurde der Magen nur teilweise entfernt. Bei mir sind der Magen total und gleichzeitig die Milz sowie die umgebenden Lymphknoten entfernt worden. Muß ich daraus schließen, daß bei mir der Magenkrebs ausgedehnter war?*

In keiner Weise. Die Ausdehnung und die Bösartigkeit der Magenkrebserkrankung entscheiden nicht darüber, ob der Magen total oder nur teilweise entfernt und ob die Milz belassen oder entfernt wird.

Für die Wahl des Operationsverfahrens sind andere Gründe ausschlaggebend. Hierzu gehören die Lokalisation des Tumors, die feingeweblichen Besonderheiten des erkrankten Gewebes, die gelegentlich erst während der Operation feststellbaren individuellen anatomischen Eigenheiten und nicht zuletzt auch die »Schule« Ihres Operateurs.

2. *Was verstehen Sie unter »Schule« des Operateurs?*

Es gibt derzeitig zwei große Schulen bzw. Lehrauffassungen in der Magenkarzinom-Chirurgie. Die eine Lehrauffassung vertritt die Forderung, daß der Magen und die umgebenden

Lymphknoten total entfernt werden müßten *(gastrectomie de principe)*. Während die Chirurgen dieser »Schule« auf die angeblich größere Sicherheit und späteren Heilungschancen pochen, lassen sich die Anhänger der anderen Schule sehr von der Lebensqualität beeinflussen. Sie fordern eine gestufte partielle oder totale Magenentfernung je nach individuellen Faktoren *(gastrectomie de nécessité)*. Sie weisen darauf hin, daß die Lebensqualität der Betroffenen nach einer teilweisen Magenoperation angeblich besser sei und das Wiedererkrankungsrisiko zumindest bei bestimmten Tumorformen durch das Operationsverfahren nicht beeinflußt werde.

Die von den Chirurgen angewandten unterschiedlichen Methoden der Teil- oder Totalentfernung sind auf den Abbildungen (Abb. 1, 2, 3, 5) zu finden.

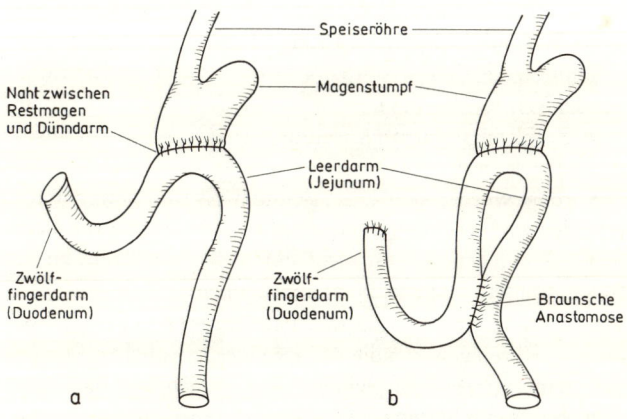

Abbildung 1: Partielle Gastrektomie mit Wiederherstellung der Kontinuität nach Billroth II
a) Wiederherstellung *ohne* Braunsche Fußpunktanastomose
b) Wiederherstellung *mit* Braunscher Fußpunktanastomose

3. Was versteht man unter einer Billroth-Magenoperation?

Es handelt sich hier um eine Magenoperationstechnik, die nach dem österreichischen Chirurgen BILLROTH aus dem 19. Jahrhundert benannt wurde. Man unterscheidet die *Billroth-I-* und die *Billroth-II-Operation* (Abbildung 1). Nach diesen beiden Operationstechniken werden etwa 90% aller Magenteilentfernungen vorgenommen.

Bei Billroth-Operationen bleibt also immer im Gegensatz zu den Totaloperationen ein Magenrest.

4. Welche wesentlichen Fortschritte sind in der Chirurgie der Magenkarzinome zu verzeichnen?

Die erste erfolgreiche vollständige Magenentfernung fand 1897, die erste erfolgreiche teilweise Magenoperation 1881 (Billroth I) bzw. 1885 (Billroth II) statt. Seitdem haben sich beträchtliche Änderungen ergeben. Noch bis Mitte der 70er Jahre bestand die häufigste totale Magenentfernung in einer Verbindung der Speiseröhre mit dem Leerdarm und anschlie-ßender Verbindung des Leerdarms mit dem blindverschlosse-nem Zwölffingerdarm (Abbildung 2) (Ösophagojejunosto-mie nach Roux).

Seitdem wurden sehr viele, sich teilweise nur gering unter-scheidende Operationsverfahren entwickelt. Hauptziel dieser neuen Techniken war es, nicht nur mehr vom Krebs zu be-freien, sondern auch die Nebenwirkungen nach dem Magen-verlust zu verringern. Zu den bekanntesten neuen Opera-tionsverfahren gehören die Anlage eines künstlichen Magens (Ersatzmagen, zum Beispiel Dünndarmpouch) und die Dünn-darmzwischenschaltung (zum Beispiel Seo-Longmire-Gütge-mann) (Abbildung 3).

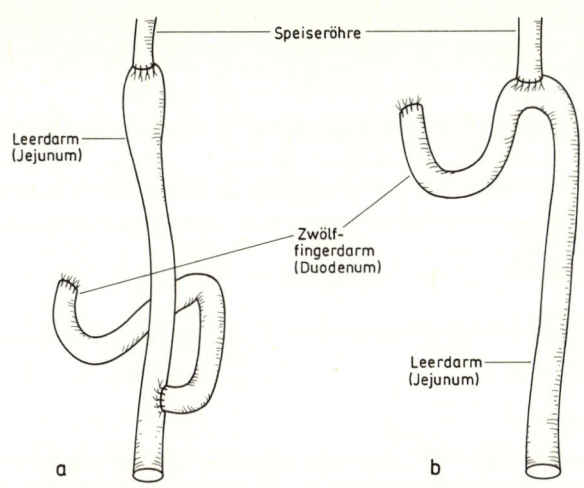

Abbildung 2: Beispiele für totale Magenentfernung *ohne* Ersatzmagenbildung
a) nach ROUX, 1907
b) Ösophagojejunostomie

5. *Warum wird gelegentlich zusätzlich die Milz entfernt (Splenektomie)?*

In direkter Nähe der Milz befinden sich Lymphknoten, die
befallen sein können. Will man diese gefährdeten Lymphknoten vollständig entfernen, so muß man häufig gleichzeitig
die Milz herausnehmen.

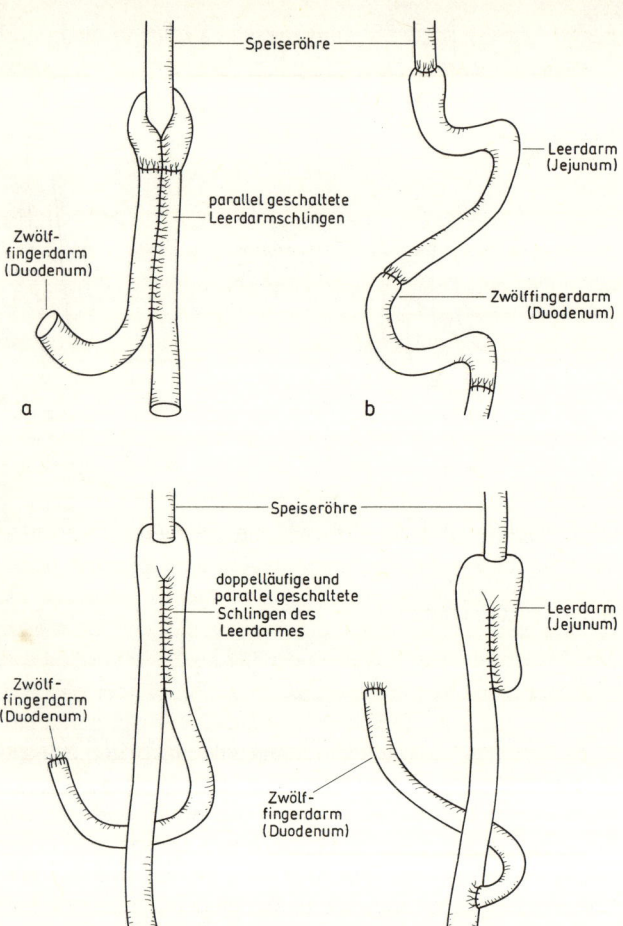

Abbildung 3: Einige in Deutschland übliche Ersatzmagenbildungen
nach totaler Magenentfernung
a) nach Siewert/Peiper 1972
b) nach Seo 1952, Gütgemann 1952, Longmire
   und Beal 1952
c) nach Graham 1956
d) nach Rodino-Hunt 1952

6. Der Chirurg sagt, daß einige meiner Beschwerden auf die Entfernung eines großen Nerven (Nervus vagus) zurückzuführen seien. Warum wurde dieser Nerv entfernt?

Dieser Nerv läuft in direkter Nähe des Magens und der gefährdeten Lymphknotenregionen. Liegt der Tumor nicht weit von diesem Nerven, so muß aus Radikalitätsgründen der Nervus vagus mitentfernt werden. Dies ist häufig der Fall bei einem Befall des oberen Magendrittels.

7. Als Diagnose steht auf meinem Entlassungsbericht »Magenkarzinom T1, N1, M0«. Was bedeuten T1, N1, M0?

Mit der näheren Bezeichnung T, N und M wird der Tumor in seiner Größe und Ausdehnung beschrieben. T bedeutet Tumor und die Zahlen hierzu geben die Eindringtiefe des Tumors im Magen wieder. N heißt Lymphknoten und die Zahlen spiegeln in etwa die Entfernung der befallenen Lymphknoten vom Tumor wider. M heißt Fernmetastasen und die Zahlen hierzu sagen aus, ob ein Befall oder Nichtbefall von Organen außerhalb des Magens stattgefunden hat.

T1 bedeutet also, daß der Tumor noch nicht den Magenmuskel befallen hat und N1 besagt, daß die Lymphknoten nicht mehr als 3 cm vom Tumor entfernt waren und M0 besagt, daß noch keine Fernabsiedlungen in anderen Organen auszumachen sind.

Für den Chirurgen und auch den Nachsorgemediziner ist die Kenntnis des »TNM-Stadiums« insofern wichtig, als sich hiernach sein Vorgehen bei der Therapie und der Nachsorge richtet. Auch läßt sich bei Kenntnis des TNM-Stadiums mehr über den weiteren Verlauf und die Heilungschancen des Karzinoms sagen.

8. *Bei mir wurden wegen eines Frühkarzinoms der gesamte Magen und die Milz entfernt. Steht eine derart ausgedehnte Operation nicht im Gegensatz zu dieser angeblich so gutartigen Form? Was ist unter einem Magenfrühkarzinom zu verstehen?*

Unter einem Magenfrühkarzinom versteht man diejenigen Karzinome, die nur die Schleimhaut und nicht die darunterliegende Muskelschicht befallen haben. Diese Form hat die beste Prognose unter allen bösartigen Magentumoren. Nahezu alle Patienten können nämlich durch eine alleinige Operation geheilt werden.

Um die guten Heilungschancen zu sichern, entfernen manche Chirurgen den ganzen Magen, andere begnügen sich mit einer nur teilweisen Entfernung. Die Gründe, warum bei dem einen Patienten der ganze Magen und bei dem anderen nur ein Teil entfernt wird, hängen nicht mit der Prognose des Tumors zusammen.

9. *Welche Karzinomlokalisationen werden im Magen unterschieden?*

Man unterscheidet je nach Lokalisation (Abbildung 4) Kardiakarzinome, Funduskarzinome (proximale Tumoren), Pyloruskarzinome, Antrumkarzinome (distale Tumoren) und Korpuskarzinome.

Andere Chirurgen sprechen von Karzinomen des unteren Drittels (Pyloruskarzinome, Antrumkarzinome), des mittleren Drittels (Korpuskarzinome) und des oberen Drittels (Kardiakarzinome, Funduskarzinome).

Weitere Lokalisationsangaben beziehen sich darauf, ob der Tumor an der Vorderwand, Hinterwand oder an der kleinen oder großen Rundung lokalisiert ist.

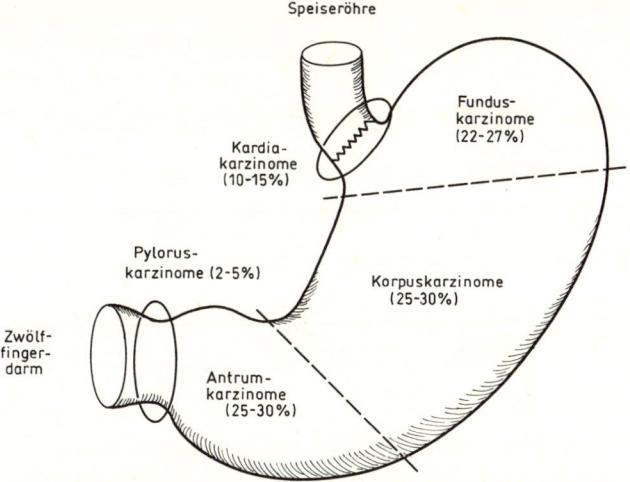

Speiseröhre

Fundus-
karzinome
(22-27%)

Kardia-
karzinome
(10-15%)

Pylorus-
karzinome (2-5%)

Korpuskarzinome
(25-30%)

Zwölf-
finger-
darm

Antrum-
karzinome
(25-30%)

Abbildung 4: Ungefähre relative Häufigkeit (in %) und Lokalisation der Magenkarzinome

10. Von welchen Faktoren hängt die Art der Operation und möglicherweise auch der Nachbehandlung ab?

Bevor der Chirurg sich zur Operation entschließt, wird die Art des Vorgehens, d. h. zum Beispiel totale oder teilweise Magenentfernung, bestimmt (Abbildung 5). Für diese Entscheidung muß er genaueste Kenntnis über die feingeweblichen Strukturen, über die Lokalisation und Ausdehnung des Tumors haben; genauso muß er wissen, wie Ihre Herz-Kreislauf-Funktionen sind und welche Zweiterkrankungen möglicherweise vorliegen. Erst nach Kenntnis all dieser Befunde wird er sich in der Regel zur Operation entschließen. Sie beeinflussen auch Art, Ausmaß und Zeitintervall der Nachbehandlung.

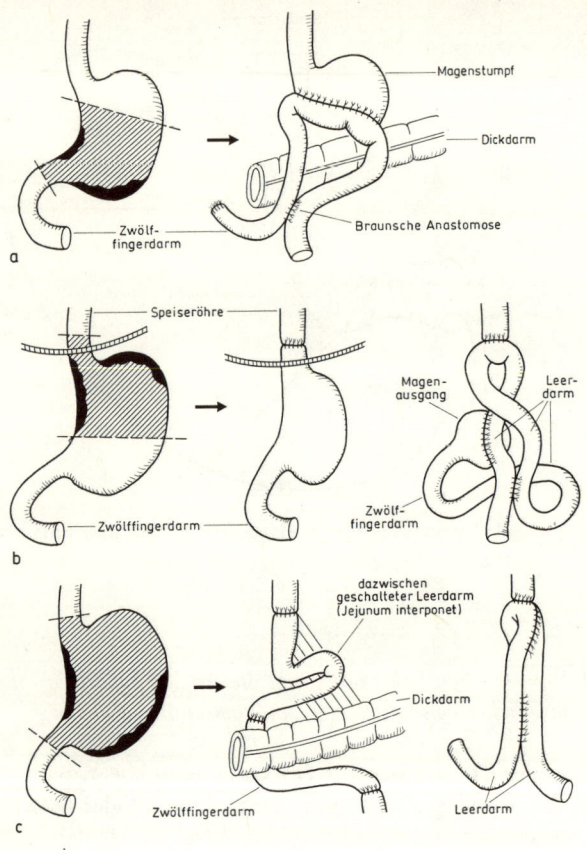

Abbildung 5: Operationsverfahren und mögliche Rekonstruktions-
verfahren beim Magenkarzinom
a) distale Magenteilresektion mit antekolischer Gastroenterostomie und Braunscher Anastomose
b) proximale Magenteilresektion mit Ösophagogastrostomie oder
   antrumerhaltender Resektion nach NISSEN
c) Gastrektomie mit Jejunuminterposition nach LONGMIRE oder
   mit Ersatzmagenbildung nach GRAHAM

11. Bei mir wurde der Magen wegen eines Lymphoms ent-
fernt. Obwohl der gesamte Magen befallen gewesen sein
soll und ich auch vorher stark geblutet habe, macht mir
ein Chirurg große Hoffnungen. Ist dieser Optimismus
berechtigt? Was ist ein Magenlymphom?

Bei Lymphomen handelt es sich um bösartig entartetes
Lymphgewebe. Lymphgewebe ist überall im Körper – auch
im Magen – anzutreffen.

Lymphome haben bei rechtzeitiger Behandlung und sorg-
fältiger Nachsorge eine sehr gute Heilungschance. Sie sprechen derartig gut auf Chemotherapie und auf Strahlentherapie an, daß viele Kliniker heute sogar glauben, auf eine
Operation verzichten zu können. Man ist sich noch nicht
sicher, welche Therapieform, d. h. Operation allein, Chemotherapie oder Strahlentherapie, die beste ist.

Einige Kliniker versuchen die Chancen einer Heilung noch
zu erhöhen, indem sie die verschiedenen Therapieverfahren
miteinander kombinieren. So bekommen manche Patienten
mit Magenlymphom zuerst eine Chemotherapie und werden
erst dann operiert, andere werden operiert und erhalten eine
anschließende Chemotherapie.

12. Ich wurde wegen eines Mageneingangskarzinoms (Kar-
diakarzinom) operiert. Handelt es sich hier um ein beson-
deres Karzinom bzw. sind für mich deswegen Besonder-
heiten in der Nachsorge zu beachten?

Nein. Gleichgültig, ob der Tumor am Mageneingang (Kardia), im Vorhof (Antrum), im Magenschließmuskel (Pylorus)
oder woanders im Magen gelegen hat, sind für Sie die
Probleme eher von der Art des Operationsverfahrens als von
der Lokalisation und Ausdehnung des ehemaligen Tumors
her bestimmt (siehe Abbildung 4). Bei einem Kardiakarzinom
wird, genauso wie beim Antrumkarzinom, im allgemeinen

der Magen vollständig entfernt. Lediglich wenn beim Ma-
geneingangskarzinom ein Teil der Speiseröhre mitentfernt
werden mußte, können sich individuelle zusätzliche Gesichts-
punkte in der Nachsorge – zum Beispiel in Form einer
Refluxkrankheit – ergeben.

13. *Vor 20 Jahren wurde ich wegen eines Magengeschwürs
operiert. Der Magen wurde damals teilweise entfernt.
Jetzt wurde ich wegen eines Karzinoms im Restmagen
operiert (Magenstumpfkarzinom). Sind bei dieser Tu-
morform Besonderheiten zu beachten?*

Nein, denn die Therapie ist die gleiche wie bei den anderen
Magenkarzinomen. Möglicherweise haben Sie weniger Probleme und Anpassungsschwierigkeiten als die anderen Patienten nach der Magenoperation. So sind der Gewichtsverlust und die anderen Beschwerden nach der Magenstumpf-
operation weniger stark ausgeprägt. Dies liegt daran, daß
sich Ihr Organismus schon nach der ersten Operation an eine
eingeschränkte Magenfunktion gewöhnt hatte.

14. *Bei mir wurde ein zusätzliches Darmstück einoperiert.
Warum hat man diese Operation vorgenommen?*

Nach einer totalen Magenentfernung kommt es häufig zu
einem unerwünschten Rückfluß des Darminhaltes in die
Speiseröhre (Refluxoesophagitis). Dieser Rückfluß, der die
Schleimhaut verletzen und Sodbrennen hervorrufen kann, ist
durch den Verlust des Magenschließmuskels und -öffnungs-
muskels bedingt. Zur Verhinderung dieses Rückflusses nach
totaler Magenentfernung wird ein Darmstück zwischen Speiseröhre und Zwölffingerdarm zwischengeschaltet (interpo-
niert). Dieses Zwischenstück kann dem Dickdarm ent-

nommen werden (Coloninterponat). Häufig schaltet man auch den Leerdarm dazwischen (Jejunuminterponat) (siehe Abbildung 3b).

Ein weiterer Vorteil dieses zwischengeschalteten Darm-stücks ist ein größeres Speisereservoir, also eine Art Ersatz-magen.

15. *Warum werden bei dem einen Patienten sämtliche Lymph-knotenregionen ausgeräumt und bei dem anderen Patien-ten wird hierauf verzichtet?*

Das Magenkarzinom breitet sich gerne auf dem Lymphwege aus, weswegen manche Operateure alle Lymphknoten in der Umgebung des Magens herauszunehmen versuchen. Es gibt sehr viele regionäre Lymphknotenstationen für den Magen, weswegen die Operation sehr eingreifend und aufwendig ist. Diese radikale Operation kann mit beträchtlichen Neben-wirkungen einhergehen. Eine absolute Sicherheit bietet sie auch nicht. Andere Chirurgen verzichten daher auf eine derartige radikale Operation.

16. *Was ist ein Ersatzmagen? Wann wird ein Ersatzmagen angelegt? Welches sind die Vor- und Nachteile eines Ersatzmagens?*

Die Anlage eines Ersatzmagens wird nur nach totaler Ma-genentfernung von einigen Chirurgen favorisiert. Er soll die infolge Magenverlust auftretenden Beschwerden lindern. Es gibt die verschiedensten Formen von Ersatzmägen (siehe Abbildung 3). Sie alle sollen einige Magenfunktionen erset-zen, so zum Beispiel die Funktion eines Speisereservoirs. Auch soll der Rückfluß von Darminhalt in die Speiseröhre verhindert oder gemindert werden. Die Verweildauer der

Speisen soll verlängert und somit einer Sturzentleerung (Dumpingsymptomatik) vorgebeugt werden.

Welches der günstigste Ersatzmagen unter den ca. 20 verschiedenen Methoden ist, kann derzeit noch nicht sicher beurteilt werden. Ja, man kann noch nicht einmal sagen, ob alle Patienten mit einem Ersatzmagen weniger Beschwerden haben als andere Patienten. Sicherlich hängt das auch vom Können der jeweiligen Operateure ab. Manche Patienten kommen ohne Ersatzmagen besser zurecht als andere mit Ersatzmagen.

17. Worin unterscheiden sich die Adenokarzinome von den anderen bösartigen Magentumoren wie zum Beispiel Magenlymphomen oder Magensarkomen?

Die Tumorzellen des Magens können sich aus unterschiedlichem Gewebe bilden, so zum Beispiel aus Drüsenzellen, die entarten können (Adenokarzinome), aus Lymphzellen (Lymphome) oder aus Bindegewebszellen (Sarkome). Adenokarzinome sind am häufigsten und machen ca. 95% aller bösartigen Magentumoren aus.

Die vor der Operation bestehende Beschwerdesymptomatik, die Metastasierungswege, aber auch die Überlebenschancen sind je nach Gewebeart unterschiedlich. Der Sie betreuende Arzt muß in der Nachsorge die Besonderheiten dieser verschiedenen Gewebearten beachten. So wird zum Beispiel in der Nachsorge von Magensarkompatienten häufiger die Lunge geröntgt; bei Patienten mit Magenlymphomen haben Blut- und Ultraschalluntersuchungen eine größere Bedeutung. Auch wird unter Umständen das Knochenmark bei diesen Tumorformen routinemäßig untersucht werden müssen.

Kommt es zu einem Krankheitsrückfall, so bestehen unterschiedliche Therapiemöglichkeiten je nach Gewebeform. Bei Patienten mit Magenlymphomen sprechen die Rezidive sehr gut auf Chemotherapie an, wohingegen man bei Patienten mit Adenokarzinomen und Magensarkomen eher andere Therapien bevorzugt.

18. Bei mir war lediglich der Magenöffnungsmuskel befallen. Warum hat man dennoch den gesamten Magen und die Milz entfernt?

Früher hat man bei diesen Tumorlokalisationen nur das obere Drittel des Magens entfernt. Erfahrungsgemäß waren die Nebenwirkungen hiernach viel schlimmer als nach einer totalen Magenentfernung. Die Milz hat man deswegen entfernt, weil die in der Nähe der Milz gelegenen Lymphknoten bei dieser Lokalisation besonders häufig befallen sind. Auf Grund dieser Erkenntnisse führt man heute trotz des geringen Befalls eine vollständige Magen- und Milzentfernung durch.

19. Ich hatte ein Magenlymphom, das bei der Operation total entfernt werden konnte. Muß ich auf Besonderheiten achten?

Beim Lymphom handelt es sich um eine Wucherung der Lymphozyten, also der für die Immunabwehr bestimmten Zellen. Die Immunabwehr ist bei Lymphompatienten häufig gestört. Sie sollten sich daher besonders vor Infektionen hüten. Dies umso mehr, weil häufig gleichzeitig die Milz – ein Immunorgan – entfernt wird.

Im Gegensatz zu den Magenkarzinomen erfolgt die Krankheitsausbreitung weniger häufig in die Leber, in das Bauchfell und in die Lunge. Die anderen lymphatischen Organe und das Knochenmark sind jedoch besonders gefährdet. Dieser Tatsache muß der nachsorgende Arzt Rechnung tragen und entsprechende Untersuchungen vornehmen.

20. *Bei mir wurde ein Magensarkom (z. B. Leiomyosarkom, Fibrosarkom) operiert. Worin unterscheiden sich diese Sarkome von den anderen Karzinomen?*

Es handelt sich hier um Tumoren des Muskel- und Binde-gewebes. Die Chancen einer Heilung sind bei dieser Tumor-erkrankung relativ gut, obwohl Strahlen- und Chemothera-pie wenig wirksam sind. Die alleinige Operation ist aus-reichend. Die Tumoren wachsen meist sehr langsam und sind deswegen gelegentlich nur sehr schwer von gutartigen Tumo-ren zu unterscheiden. Eine Wiedererkrankung kann aller-dings noch nach vielen Jahren auftreten. Sie müssen sehr lange in der Nachsorge überwacht werden.

3 Welche Nebenwirkungen und Komplikationen können die einzelnen Therapien verursachen?

Fragen zu Vorbeugung und Behandlung von Tumor- und Therapiefolgestörungen

1. *Kann man ohne Magen leben? Welche Funktionen hat der Magen?*

Ohne Magen kann man dann leben, wenn andere Organe die dem Magen zugedachten Aufgaben übernehmen und sich der Organismus darauf einstellt.

Eine der Aufgaben ist die eines Speisereservoirs, in dem eine gleichzeitige Durchmischung und Zerkleinerung sowie Säuberung der Nahrung stattfindet. Durch rhythmisch ablaufende Zusammenschnürungen des Magens erfolgt die Zerkleinerung der Nahrung und schließlich eine Entleerung in den Dünndarm. Es kommt zu einer dosierten Abgabe in den Zwölffingerdarm und einer gleichzeitigen Verhinderung des Rückflusses von Darminhalten in Magen und Speiseröhre. Letzteres setzt eine Intaktheit des Magenschließmuskels (Pylorus) und des -öffnungsmuskels (Cardia) voraus.

Darüber hinaus kommt dem Magen eine erhebliche Bedeutung bei Hunger- und Sättigungsgefühl zu.

Im Zusammenspiel von Bauchspeicheldrüse, Gallenblase, aber auch der anderen Darmabschnitte hat der Magen eine wichtige Funktion. Zudem werden im Magen mehrere Hormone gebildet. Ein wichtiger Faktor für die Blutbildung, nämlich der *intrinsic factor*, wird in der Magenschleimhaut produziert.

Magensäure wirkt bei der Speisenauflösung mit und verhindert bakterielle Infekte.

Obwohl all diese Aufgaben sehr wichtig sind, kann der Mensch nach einiger Gewöhnungszeit und unter Berücksichtigung diätetischer Aspekte sowie mit medikamentösen Hilfen gut ohne Magen leben.

2. *Ist nach einer totalen Magenentfernung, eventuell sogar nach gleichzeitiger Entfernung der umliegenden Lymphknoten und der Milz, mit stärkeren Beschwerden zu rechnen als nach einer teilweisen Magenentfernung?*

Nein, das läßt sich pauschal nicht bestätigen, obwohl einige Beschwerden manchmal häufiger zu sein scheinen. Es gibt nämlich unterschiedliche Magenoperationsverfahren mit unterschiedlichen Ausfallserscheinungen und Entlastungsmöglichkeiten. Auch werden die Störungen nach Magenoperation von den Patienten subjektiv unterschiedlich toleriert und kompensiert. Ich kenne nicht wenige Patienten, die trotz totaler Magenentfernung völlig beschwerdefrei leben. Andererseits gibt es auch manche Patienten, die trotz Erhalt eines »Restmagens« heftige Schmerzen haben und über Schmerzen, Reflux, Gewichtsabnahme etc. klagen.

3. *Ist die Beschwerdesymptomatik nach einer BI (Billroth I)-Operation geringer als nach einer BII (Billroth II)-Operation?*

Auch diese Frage läßt sich pauschal nicht beantworten, obwohl einige Beschwerden nach einer BII-Operation häufiger zu sein scheinen. Die Beschwerdesymptomatik nach diesen beiden Operationen kann völlig unterschiedlich sein. Zum Beispiel sind Gewichtsverlust und Sodbrennen nach einer BI-Operation weniger häufig.

4. Mit welchen Problemen ist nach einer teilweisen Magenentfernung (BI oder BII) zu rechnen?

Viele der Probleme resultieren aus dem Wegfall des Schließmuskels am Magenausgang. Andere Störungen sind Folge des gestörten nervalen und hormonalen Zusammenspiels der bei der Verdauung beteiligten Organe.

Bei den nach BII operierten Patienten können sich beträchtliche Probleme daraus ergeben, daß der Zwölffingerdarm blind endet und die in ihn mündenden Gallen- und Bauchspeicheldrüsensäfte nicht hinreichend abfließen können (siehe Abbildung 1).

Zu den häufigsten Störungen zählen der Rückfluß von Dünndarminhalt in den Magen (enterogastraler Reflux), der Rückfluß in die Speiseröhre (Refluxoesophagitis), die Sturzentleerung (Dumping), die Schmerzen, die mechanische Abflußbehinderung (Stenosen), die asynchrone Funktion von Bauchspeicheldrüse, Gallenblase und Darm und gestörte Aufnahme der Nahrung (Malabsorption) oder Fettverwertung (Steatorrhö).

5. Bei mir wurde vor Jahren eine teilweise Magenentfernung nach BI bzw. BII (Billroth I oder Billroth II) durchgeführt. Ich habe immer noch beträchtliche Beschwerden, die trotz aller diätetischen und medikamentösen Maßnahmen bislang fortdauern. Können Sie mir helfen?

Um Ihnen einen Rat zu geben, müßte ich natürlich mehr Einzelheiten wissen. Die bei Ihnen vorliegende Beschwerdesymptomatik kann sehr unterschiedliche Ursachen haben, die jeweils andersartige Abhilfemöglichkeiten erfordern.

Wenn alle diätetischen, medikamentösen und »konservativen« Maßnahmen scheitern, so bleibt die Möglichkeit einer operativen Umwandlung. Das ist nämlich durchaus möglich! Bei bereits bestehendem BI-Magen kann eine gestielte Dünn-darmzwischenschaltung beträchtliche Linderung bewirken. Dies besonders bei Beschwerden infolge zu kleinen Restmagens oder zu starken Rückflusses des Dünndarminhalts.

Ein BII-Magen läßt sich in einen BI-Magen umwandeln, und die »BII-bedingten« Beschwerden lassen sich hierdurch lindern. Auch nach totaler Magenentfernung kann durch einen erneuten operativen Eingriff die Beschwerdesymptomatik vermindert werden. Dies ist insbesondere bei starken Rückflußbeschwerden oder Schmerzen möglich.

6. *Ich leide seit der Operation unter völliger Appetitlosigkeit und muß mich zum Essen zwingen. Ich habe Angst, daß dies am Krebs liegen könnte.*

Appetitlosigkeit tritt bei etwa 80% aller magenoperierten Patienten auf. Die »Appetit- bzw. Hungermeldefunktion« des Magens geht nämlich mit der Operation verloren. Mit der Zeit stellen sich wieder Appetit- und Hungergefühl ein, jedoch nur selten in gleichem Maße wie vor der Operation.

Während Appetitlosigkeit und Gewichtsabnahme vor der Operation in den meisten Fällen auf die Erkrankung zurückzuführen sind, liegt mangelndes Hungergefühl nach der Operation zumeist an den Folgen der Operation. Nach totaler Magenentfernung sind diese Beschwerden daher auch ausgeprägter als nach teilweiser Magenentfernung.

7. *Haben die Operation bzw. die Entfernung des Magens und die dadurch bedingten Beschwerden Auswirkungen auf die Immunabwehr?*

Direkt nach der Operation kommt es aufgrund des Operationsstresses, des Blutverlustes und der Gewichtsabnahme zu einer Verschlechterung der Immunabwehr und somit zu einer erhöhten Infektionsgefährdung.

Die beste immunstärkende Behandlung ist eine kausale Therapie, d.h. die Beseitigung der durch die Operation entstandenen körperlichen und psychischen Ausfallserscheinungen. Sogenannte Immunstimulanzien oder »biological modifiers« zur Immunrestauration sind von geringem Wert.

Nach abgeschlossener erfolgreicher Rehabilitation und bei befriedigendem Ernährungszustand sind keine negativen Störungen der Immunabwehr zu erwarten.

8. *Welche Auswirkungen hat der Verlust der Magensäure? Muß ich nicht künstliche Säuren, zum Beispiel in Form von Salztabletten, zu mir nehmen?*

Der Verlust der antibakteriell und sterilisierend wirkenden Magensäure bewirkt eine häufigere Speisenunverträglichkeit und Durchfall. Sie sollten auf einwandfrei zubereitete Nahrung achten und in tropischen Ländern auf den Besuch der manchmal so verlockenden und preiswerten Straßenrestaurants verzichten!

Eine weitere Folge des Säureverlustes ist die nun erschwerte chemische Aufspaltung der aufgenommenen Speisen. Die Verdauungssäfte der Bauchspeicheldrüse und die in den Mundspeicheldrüsen hergestellten Sekrete kompensieren den Mangel nur unzureichend. Durch verstärkte mechanische Zerkleinerung, d.h. gründliches Kauen können Sie nachhelfen. Hierdurch werden die Mundspeicheldrüsen angeregt und die Nahrung wird mit Mundspeicheldrüsenfermenten stärker durchmischt. Durch die Einnahme von Bauchspeicheldrüsenpräparaten können die Aufspaltung und Ausnutzung der Nahrung verbessert werden.

Nur wenige der beschriebenen Ausfallserscheinungen können durch die künstliche Zufuhr von Salztabletten bzw. Säure oder säurestimulierende Präparate beeinflußt werden. Auch müßten Sie derartige Präparate ununterbrochen zu sich nehmen und würden dadurch mehr Nachteile als Vorteile erzielen. Ich kann daher die Einnahme von Salztabletten nicht empfehlen.

9. *Bei mir ist nur der obere Magenabschnitt entfernt worden (proximale Magenresektion). Ergeben sich hieraus besondere Probleme für mich?*

Sehr lästig und folgenschwer kann nach derartigen Operationen der Magen-(Darm-)saftrückfluß in die Speiseröhre sein. Der Magenöffnungs- bzw. der Speiseröhrenschließmuskel fehlt ja, so daß der infolge des Restmagens noch reichlich produzierte Magensaft ungehindert zurückfließt. Auf Grund seiner ätzenden Bestandteile – er enthält viel Salzsäure – kann dieser Magensaft die Schleimhaut der Speiseröhre so verletzen, daß Entzündungen und schließlich narbige Veränderungen die Folge sind.

Für Sie ist besonders wichtig, daß Sie mit erhöhtem Kopfende – wenn die Wirbelsäule dies zuläßt – schlafen. Manche Patienten müssen sogar in halbsitzender Stellung schlafen. Um die Säurewirkung zu mildern müssen ständig säurebindende und schleimhautschützende Medikamente eingenommen werden.

Häufiger als nach anderen Operationen klagen die Patienten über eine starke Durchfallneigung. Diese findet ihre Erklärung darin, daß zwangsläufig mit der Operation ein wichtiger Nerv (Nervus vagus) durchtrennt wurde.

Eine weitere Folge kann ein krampfartiges Zusammenziehen des Magenschließmuskels sein, so daß sich der Speisebrei davor staut.

10. Was versteht man unter Schlingensyndromen?

Bei häufigen, ansonsten nicht erklärbaren Oberbauch-
schmerzen, Völlegefühl, Aufstoßen und galligem Erbrechen
oder schnellem Pulsschlag sollte man neben anderem auch an
ein Schlingensyndrom denken.

Diese Probleme, die früher vorwiegend nach einer Magenteilentfernung nach Typ Billroth II auftraten, sind heute zum
Glück seltener. Für sie verantwortlich sind eine zu lange
zuführende Darmschlinge oder das Fehlen einer Braunschen
Fußpunktanastomose, eine falsche Anastomosenachse, Abflußstörungen an der abführenden Schlinge, Verwachsun-
gen, innere Hernien, Rotation um die Magenachse und
besondere Operationsverhältnisse.

Bei einem Schlingensyndrom müssen routinemäßig prophylaktisch Eisen, Vitamine und Kalzium gegeben werden.
Die beste Behandlung stellt eine erneute Operation dar.

11. Seit der Operation habe ich noch mehr an Gewicht abgenommen, obwohl der Krebs völlig beseitigt werden konnte. Mir passen meine Kleider überhaupt nicht mehr. Wird sich dies wieder ändern?

Im allgemeinen nehmen Patienten in den ersten Monaten
nach der Operation weiter ab. Nach dem Magenverlust
kommt es zu einer Verminderung von durchschnittlich 16%
des Ausgangsgewichts. Bei Totaloperierten ist der Gewichtsverlust stärker, nach einer teilweisen Magenentfernung im
allgemeinen geringer. Am wenigsten nehmen häufig die nach
Billroth I operierten Patienten ab.

Zu einer Stabilisierung kommt es erst nach etwa 6–12
Monaten. Nach teilweiser Magenentfernung kann dann
wieder ein Gewichtsanstieg eintreten. Nach totaler Magenentfernung stellt die Gewichtszunahme eher die Ausnahme
als die Regel dar.

*12. Ich habe gehört, daß nach einer Magenoperation das
Risiko von Gallensteinen höher ist. Sollte ich hiergegen
etwas unternehmen?*

Tatsächlich besteht hierfür ein 4- bis 8fach erhöhtes Risiko.
Die genauen Ursachen sind noch unklar; sie hängen möglicherweise mit der gleichzeitig bei der Operation erfolgten
Durchtrennung eines großen Nerven *(Nervus vagus)* zusammen.

Eine Prophylaxe ist bislang nicht bekannt. Ihr Arzt sollte
bei den in der Nachsorge notwendigen routinemäßigen
Ultraschalluntersuchungen des Oberbauchs gleichzeitig die
Gallenblase auf eventuelle Steinbildung untersuchen.

*13. Ich habe bei und kurz nach dem Essen häufig Sodbren-
nen. Was kann ich hiergegen unternehmen?*

Viele Patienten klagen über Sodbrennen. Zur Behandlung
dieser Beschwerden ist es für den Arzt wichtig zu wissen,
wann das Sodbrennen auftritt; ob es morgens nüchtern beim
Aufstehen am stärksten ist, ob es nach dem Essen besonders
stark ist oder ob es immer – auch unabhängig vom Essen –
besteht. Auch ist wichtig zu wissen, ob der Magen teilweise
oder total entfernt wurde.

Mit großer Wahrscheinlichkeit kommt es bei Ihnen zu
einem Rückfluß in die Speiseröhre (Reflux) oder gar zu einem
Stau des im Restmagen bzw. Dünndarm gelegenen Speisebreis und der Verdauungssäfte. Hierdurch wird die Schleimhaut der Speiseröhre gereizt und verletzt. Dies verursacht die
typischen, zumeist hinter dem Brustbein gelegenen Schmerzen, die von vielen als Sodbrennen, gelegentlich aber auch als
Herzschmerzen *(Heart burn)* empfunden werden.

Die Einnahme von Säureblockern hilft wenig; bei völliger
Entfernung des Magens ist sie sinnlos. Schleimhautschutzmittel bewirken häufig nur eine kurzfristige Linderung, kön-

nen sich aber positiv auswirken. Viel wichtiger ist die Einnahme kleiner Mahlzeiten, die möglichst schnell weiterrutschen müssen, so daß es nicht zu einem Stau kommt. Dies kann auch dadurch erreicht werden, daß die Nahrung in passierter Form aufgenommen wird und indem Sie viel kauen. Es gibt auch Medikamente, die den Weitertransport der Speise fördern. Wichtig ist, daß Sie sich nach dem Essen nicht sofort flach hinlegen und daß Sie das Kopfende beim Schlafen möglichst hoch stellen.

Da unterschiedlichste Ursachen – so zum Beispiel auch eine Enge der Narbenregion oder des Dünndarms – für das Auftreten von Sodbrennen in Frage kommen können, sollte eine Magenspiegelung vorgenommen werden. Sinnvoll kann auch eine zusätzliche Durchleuchtung mit Röntgenkontrastdarstellung des Schluckakts sein. Bei chronischer Entzündung der Speiseröhre kann es zu einem narbigen Verschluß kommen. Die Speise rutscht dann kaum noch weiter. Dies muß auf jeden Fall verhindert werden.

Ist es trotz aller Vorsichtsmaßnahmen zu einer Enge der Speiseröhre gekommen (Narbenstenose), so kann man die Enge zu weiten versuchen (Bougierung). Es gibt hierfür die verschiedensten Techniken.

14. Gibt es eine medikamentöse Behandlung des Untergewichts? Was halten Sie von Appetitanregern?

Wenn extremes Untergewicht besteht und alle diätetischen Maßnahmen erfolglos waren, kann man Behandlungsversuche mit Hormonen (Gestagene, Cortison oder Androgene) machen. Diese Hormonpräparate – in niedriger Dosierung gegeben – erhöhen den Appetit und bewirken eine geringe Gewichtssteigerung. Viele Patienten geben unter der Therapie auch eine Besserung ihrer psychischen Verfassung an. Wichtig sind allerdings ständige ärztliche Kontrollen während der Therapie, da es manchmal zu beträchtlichen Nebenwirkungen wie zum Beispiel Wassereinlagerungen in das Gewebe kommen kann. Ein nicht unbeträchtlicher Teil der Gewichtszunahme beruht auf dieser Wassereinlagerung, so daß manche Kliniker von einer »gefälschten Gewichtssteigerung« sprechen und diese Hormontherapie ablehnen.

Pepsinweine und andere »Appetitanreger« können versucht werden. Man sollte jedoch nicht zuviel von ihnen erwarten. Alkoholhaltige Appetitanreger können eine Dumping-Symptomatik verstärken.

15. Sofort nach dem Essen habe ich krampfartige Bauchschmerzen. Ich nehme immer nur sehr kleine Bissen zu mir, habe Angst vor dem Essen und nehme dementsprechend ab.

Es kommt deswegen zu Schmerzen, weil die Speicherfunktion des Magens fehlt und es zu einer plötzlichen und ungewohnten Überdehnung der oberen Dünndarmabschnitte kommt. Es mag Sie beruhigen, daß es erfahrungsgemäß nach einiger Zeit zu einer Anspassung kommt und die Schmerzen geringer werden.

Um die Speicherkapazität zu vergrößern und die plötzliche Dehnung des Dünndarms und den Rückfluß zu verhindern, haben einige Chirurgen besondere Techniken bei der totalen Magenentfernung entwickelt: Sie legen einen »Ersatzmagen« in der Hoffnung an, hierdurch das Speisereservoir zu erweitern und die Beschwerdesymptomatik zu lindern (siehe Abbildung 3). Dies gelingt jedoch nicht immer.

16. Wie läßt sich diätetisch ein Frühdumping verhindern bzw. lindern?

Entscheidend sind diätetische Maßnahmen, die sich u. a. gegen den beschleunigten Speisetransport (»Sturzentleerung«) und/oder einen zu hohen osmotischen Reiz (Stoffaustausch) richten. Die Tabelle 6 (siehe S. 118) soll Ihnen einige der prophylaktischen diätetischen Maßnahmen zeigen.

Gelindert bzw. gar verhindert werden kann das Frühdumping durch die Einnahme häufigerer und kleiner Mahlzeiten, durch Vermeiden zu heißer und zu kalter Nahrungsmittel und Getränke, durch Verzicht auf zuckerhaltige und zu gesalzene Speisen. Bei beginnender Dumping-Symptomatik sollten Sie sich sofort hinlegen.

17. Ich muß gelegentlich erbrechen und habe dann regelmäßig einen galligen Geschmack. Läßt sich hiergegen prophylaktisch etwas tun?

Brechreiz, galliges Erbrechen, Schmerzen hinter dem Brustbein und Brennen – auch unabhängig von den Mahlzeiten – sind häufig Zeichen eines galligen Refluxes. Hierunter versteht man jenes Phänomen, daß der Dünndarminhalt in den Restmagen oder – besonders nach totaler Magenentfernung – in die Speiseröhre zurückschwappt, hier an der Schleimhaut Entzündungsschmerzen hervorruft und Brechreiz verursacht. Der Dünndarm enthält nämlich stark ätzende Sekrete aus Galle und Bauchspeicheldrüse.

Häufig kommt es mit der Zeit zu einer spontanen Besserung, gelegentlich muß aber durch Medikamente nachgeholfen werden. Wenn diese nicht helfen, muß unter Umständen sogar eine operative Korrektur erfolgen. Durch die Operation (zum Beispiel Braunsche Fußpunktanastomose) (siehe Abbildung 1b) soll ein besserer Abfluß der Galle erzielt werden.

Bei einigen Patienten kommt es zu einer Verbesserung der Schmerzsymptomatik und zu einer Linderung des Brechreizes, wenn sie etwas essen. Hierdurch werden nämlich die ätzend wirkenden Gallensäuren abgepuffert und verdünnt. Es gibt auch gallenbindende Medikamente, die gleichzeitig die Schleimhaut schützen sollen.

18. *Kurz nach dem Essen, gelegentlich sogar schon während des Essens kommt es bei mir zu einem Unwohlsein mit Schweißausbruch, Herzklopfen, krampfartigen Schmerzen. Einmal bin ich sogar ohnmächtig geworden. Läßt sich hiergegen etwas tun?*

Sie leiden wahrscheinlich an einem (Früh-)Dumping-Syndrom. Dies tritt nach totaler Magenentfernung häufiger als nach teilweiser Magenentfernung auf. Etwa 30−50% der Patienten sind in den ersten 6 Monaten nach der Operation davon betroffen. Ursächlich wird die zu rasche Darmfüllung verantwortlich gemacht.

Bei vielen Patienten kommt es mit der Zeit zu einer spontanen Besserung. Der Wert einer medikamentösen Behandlung ist sehr fraglich. Eine operative Korrektur ist nur selten nötig. Sie ist jedoch grundsätzlich möglich. Am besten läßt sich die Beschwerdesymptomatik durch diätetische Maßnahmen bessern. Sie sollten nur kleine Mahlzeiten einnehmen, diese lange kauen und während des Essens keine Flüssigkeit, auch keine Suppen zu sich nehmen. Nach den Mahlzeiten sollten Sie sich hinlegen.

Besonders wichtig ist der Verzicht auf die Getränke beim Essen. Es ist für viele zwar sehr schwierig, auf den gewohnten Frühstückskaffee oder das Glas Orangensaft zu verzichten. Wenn Sie aber einige Minuten vorher oder nachher etwas trinken, so ist nichts dagegen einzuwenden. Später, wenn eine allgemeine Anpassung des Organismus an die neuen Verhält nisse stattgefunden hat, können Sie wieder unbesorgt Ihre alten Eßgewohnheiten aufnehmen.

19. Was versteht man unter einem Spätdumping-Syndrom?

Abgeschlagenheit, Schweißausbruch, Herzklopfen, Schwindelerscheinungen und Kopfschmerz sowie Heißhunger etwa ein bis drei Stunden nach dem Essen sind typisch für ein Spätdumping.

Diese Beschwerden sind – abgesehen vom Heißhunger – also ähnlich denen des Frühdumping-Syndroms. Sie haben jedoch andere Ursachen. Sie sind vorwiegend durch Unterzuckerung bedingt. Man erklärt sich dies durch eine überschießende Produktion von Insulin und eine hierdurch hervorgerufene Unterzuckerung.

20. Wie wird das Spätdumping-Syndrom behandelt bzw. wie kann man ihm vorbeugen?

Mit der Zeit tritt häufig eine spontane Besserung ein. Mit diätetischen Maßnahmen lassen sich die Beschwerden lindern, ja meist völlig verhindern.

Es empfiehlt sich auch hier die Einnahme kleinerer Mahlzeiten. Insbesondere kurzkettige (= leicht aufspaltbare) Kohlenhydrate sollten gemieden werden. Auf stärker zuckerhaltige Getränke, auch auf Bier, sollte verzichtet werden, da sie die Insulinproduktion anregen. Quellstoffe, Pektine und Acarbose® können hilfreich sein.

Kommt es zum Beschwerdeeintritt, so sollte man unverzüglich Traubenzucker essen!

21. *Mein Stuhl ist seit der Operation grau verfärbt und häufig*
    durchfallartig. Hat das etwas zu bedeuten und sollte ich
    hiergegen etwas unternehmen?

Die veränderte Stuhlfarbe und Beschaffenheit rührt von nicht
verdauten Fettbestandteilen her (Steatorrhö). Die Farbände-
rung ist ein wichtiger Hinweis dafür, daß die aufgenommene
Nahrung im Dünndarm nicht genügend mit den Bauchspeicheldrüsenfermenten durchmischt wird. Wichtige Nahrungs-
bestandteile gehen dem Körper dadurch verloren, und langfristig können Mangelerscheinungen auftreten.

Prophylaktisch empfehle ich daher allen Patienten zumindest im ersten Jahr nach der totalen Magenentfernung
die Einnahme von Bauchspeicheldrüsenpräparaten (z. B.
Panzytrat®) Später, sowie nach unvollständiger Magenentfernung, empfehle ich die Einnahme derartiger Präparate je
nach Beschwerden. Zu Beschwerden zähle ich auch die
mangelnde Gewichtszunahme.

Anhand der Stuhlfarbe und spezieller Laboruntersuchungen (z. B. Chymotrypsin) läßt sich übrigens feststellen, ob die
mit der Nahrung aufgenommenen Fette im Darm ausreichend gespalten wurden.

Wenn Sie langfristig unter Fettstühlen leiden – also die
Nahrungsfette nur unvollständig vom Körper aufgenommen
wurden – stellt sich die Frage, ob Sie nicht prophylaktisch
zusätzlich fettlösliche Vitamine und Vitamin D und Kalzium-
Brausetabletten einnehmen sollten. Vitamin-Mangelerschei-
nungen sind sonst nämlich besonders häufig.

22. *Wie sehen die Beschwerden aus, mit denen bei einem*
    Mangel an fettlöslichen Vitaminen zu rechnen ist?

Vitamin A, D, E und K sind fettlöslich. Kommt es zu einem
Mangel dieser Vitamine, so können Rhachitis-ähnliche Störungen am Skelett (Vitamin D) auftreten. Die Muskulatur

wird schächer (Vitamin E), die Sinnesorgane wie z. B Augen, aber auch die Geschmack-, Geruch- und Innenohr-Funktion leiden (Vitamin A) und Blutungs-Komplikationen (Vitamin K) können sich einstellen.

Zur Prophylaxe dieser Störungen empfehle ich nach einer totalen Magenoperation grundsätzlich die intramuskuläre Injektion von einer Ampulle Adek-Falk. Da auch Vitamin B_{12} alle drei Monate gegeben werden muß, empfehle ich, dies gleichzeitig zu tun.

23. Seit der Operation neige ich zu Blähungen. Läßt sich dagegen etwas tun?

Besonders Totaloperierte, aber auch Patienten mit einem Restmagen klagen häufig über Blähneigung. Diese Beschwerden, die außerordentlich unangenehm sein und auch Schmerzen verursachen können, sind möglicherweise ein Zeichen dafür, daß der Speisebrei nicht genügend mit den Bauchspeicheldrüsensäften durchmischt ist.

Therapeutisch und prophylaktisch empfiehlt sich die zusätzliche Gabe von Bauchspeicheldrüsenfermenten. Die Einnahme häufiger kleiner und gut verdaubarer Speisen sowie gründliches und häufiges Kauen kann sich lindernd auswirken. Die Mundspeicheldrüsen werden hierdurch stärker angeregt. In dem Mundspeicheldrüsensekret befinden sich nämlich auch Fermente, die eine ähnliche Funktion wie die der Bauchspeicheldrüse haben.

Was zusätzlich diätetisch bei Blähungen zu beachten ist, faßt die Tabelle 3 zusammen.

Tabelle 3: Diätetische Ratschläge bei Blähungen

Vorsicht	Empfehlungen
● Keine großen Mengen Rohkost (Salate, Steinobst etc.)	● Gründliches Kauen, Überprüfung des Zahnstatus
● Keine schwer verdaulichen Speisen: z. B. Kohl, Hülsenfrüchte, Zwiebeln, Knoblauch, fette Speisen	● Schonend gegarte Gemüse, Getreide und Früchte
● Keine kohlensäurehaltigen Getränke	● Kohlensäurearme Getränke
● Kein frisches Brot	● Altbackenes Brot
● Keine vollreifen, stark aromatischen Käsesorten	● Mild gewürzte Käse- und Wurstwaren
● Keine geräucherten Wurstwaren	● Fettarme Zubereitung und Bevorzugung pflanzlicher Fette
● Keine koffeinhaltigen Getränke	● Kräuter- und Früchtetee, koffeinfreier Kaffee und Mineralwasser
	Blähungshemmend wirken:
	● Joghurt, Preisel- und Heidelbeeren/Saft, Fenchel- und Anistee/Gewürz, Kümmel

24. Ich leide häufig – meist nach dem Essen – unter Luftaufstoßen. Was kann ich tun?

Dies liegt daran, daß der zwischen Speiseröhre und Darm zwischengeschaltete Magenöffnungsmuskel (Cardia) fehlt, so daß verschluckte Luft und Gase unwillkürlich entweichen können. Durch langsames Essen und viel Kauen können Sie das Luftaufstoßen etwas vermindern.

25. *Ich leide seit der Operation unter Durchfällen. Läßt sich hiergegen etwas tun?*

Durchfälle (Diarrhöen) bei Magenoperierten können völlig unterschiedliche Ursachen haben. So kommt es häufig zu durchfallartigen Beschwerden infolge einer Sturzentleerung der Nahrung in den Darm (Dumping). Durch die hierbei erfolgende Überdehnung des Restmagens bzw. der oberen Dünndarmabschnitte kommt es zu einer reflektorisch verstärkten Aktivität der unteren Darmabschnitte (gastrokolischer Reflex). Ist dies die Ursache, so ist die Behandlung des Dumping-Syndroms gleichzeitig auch eine Behandlung gegen den Durchfall.

Ein weiterer Grund kann eine Unverträglichkeit von Milchspeisen sein. Insbesondere frische Milch wird nicht vertragen und führt zu Durchfällen. Dies liegt daran, daß der in der Milch enthaltene Milchzucker (Laktose) nicht aufgespalten werden kann. Nach einer laktosearmen Diät kommt es häufig zu einer Besserung des so bedingten Durchfalls.

Ein weiterer Grund kann die Entfernung eines großen Nerven (Vagotomie) sein. Diese Durchfallneigung, die in den ersten Wochen nach der Operation sehr häufig ist, verschwindet im allgemeinen spontan. Wenn nicht, so können Codeintropfen hilfreich sein.

Infektiös bedingte Durchfälle sind bei Magenoperierten deswegen häufiger, weil die sterilisierende Funktion der Magensäure wegfällt. Bei bakteriell verunreinigter Nahrung kommt es eher zu einer Vermehrung dieser Bakterien im Darm. Im allgemeinen kommen derartige Durchfälle rasch spontan zum Stillstand. Imodium® und Tannacomp® sind hilfreich. Erst danach sollten unlösbare Antibiotika eingenommen werden.

Besonders nach Magenteilentfernung nach Billroth II, aber auch sonst kommt es häufig zu einer »bakteriellen Fehlbesiedlung« im Darm. Diese kann ebenfalls Durchfälle hervorrufen. Der Arzt kann unter Umständen bestimmte Antibiotika einsetzen.

Wenn die Bauchspeicheldrüse nicht mehr ausreichend funktioniert bzw. der Speisebrei unzureichend mit Bauchspeicheldrüsenfermenten durchmischt wird, können Durchfälle auftreten. Sie sind dann häufig von weiß-grauer Farbe. Die Einnahme von Bauchspeicheldrüsenpräparaten (z. B. Panzytrat®) bewirkt im allgemeinen eine prompte Besserung.

Gelegentlich liegt eine krampfartige Übererregbarkeit des Darms vor. Dann hilft zum Beispiel Imodium® rasch. In einzelnen Fällen können auch Medikamente helfen, die die Gallensäure binden (z. B. Quantalan®).

Wichtig ist, daß Sie bei Durchfall mindestens 2 Liter Flüssigkeit/Tag trinken.

26. *Meinem magenoperierten Bettnachbarn wurde gesagt, er solle sich sofort nach dem Essen hinlegen. Mir sagen Sie, daß ich abends mindestens eine Stunde vor dem Zubettgehen nicht essen sollte. Ich sehe hier einen Widerspruch.*

Die Beschwerdesymptomatik von Ihnen und Ihrem Nachbarn hat völlig unterschiedliche Ursachen. Bei Ihrem Nachbarn kommt es zu einer vorzeitigen Sturzentleerung der Nahrung in den Dünndarm mit Dumping-Symptomatik, wohingegen bei Ihnen Stau und Rückfluß drohen. Durch die horizontale Lagerung soll bei Ihrem Nachbarn eine langsame Entleerung des Darms bezweckt werden, wohingegen bei Ihnen das Gegenteil bewirkt werden soll.

27. *Ich leide unter Übelkeit und Sodbrennen, machmal auch unter galligem Erbrechen morgens beim Aufstehen. Tagsüber, auch nach dem Essen, werden die Beschwerden geringer.*

Morgendliches Erbrechen von bitterer, klarer, gelber Flüssigkeit ist häufig durch einen Rückfluß der Dünndarmsäfte
bedingt. Diese Dünndarmsäfte, die Galle- und Bauchspeicheldrüsensäfte enthalten, sind sehr ätzend und verursachen
die Übelkeit. Bei der Spiegelung läßt sich dies gut an der
Schleimhaut feststellen, da sie sehr entzündet ist.

Die Behandlung kann sehr langwierig sein. Gallenbindende Medikamente und Schleimhautschutzmittel können
eine vorübergehende Linderung bewirken. Manchmal wirken auch Medikamente, die die Darmtätigkeit anregen.
Wenn alle diese Maßnahmen auch nach längerer Zeit keine
Besserung bewirken, empfiehlt sich ein operativer Eingriff.
Manchmal reicht es schon, wenn die Gallen-/Bauchspeichel-
drüsensäfte besser in die unteren Darmabschnitte abfließen
können. Dies geschieht zum Beispiel durch Anlegen einer
Braunschen Fußpunktanastomose.

28. Bei mir wurde auch die Milz (Splenektomie) entfernt.
Ergeben sich hieraus besondere Probleme für mich?

Zumindest anfänglich wird es nach der Milzentfernung zu
einem stärkeren Anstieg der Blutplättchen (Thrombozyten)
im Blut kommen. Die Blutplättchen sind für die Gerinnung
notwendig und ein Zuviel kann möglicherweise zu Störungen führen. Manche Ärzte geben daher prophylaktisch gerin-
nungshemmende Substanzen; andere warten ab, da es meist
spontan zu einer Normalisierung kommt.

Die Milz hat u. a. eine Bedeutung für die Immunabwehr.
Der Milzverlust ist besonders bei Kindern gefürchtet, weswegen man bei ihnen prophylaktische Impfungen durch-
führt. Ich würde Ihnen auch dazu raten, zumindest zu den
alljährlichen Grippeimpfungen im Herbst.

Insgesamt läßt sich im Erwachsenenalter trotz fehlender
Milz gut leben. Ein Beispiel hierfür sind die Marathonläufer,
die sich früher aus Angst vor Seitenstechen prophylaktisch

die Milz herausnehmen ließen und danach lange, gut und leistungsfähig lebten.

29. Seit der Operation leide ich unter Blutarmut. Was kann ich dagegen tun?

Über Blutarmut (Anämie) klagen viele Patienten, zumindest in den ersten Monaten nach der Operation. Nach totaler Magenentfernung ist sie häufig stärker ausgeprägt als nach teilweiser Magenentfernung. Je nach Ursache bedarf diese Blutarmut einer unterschiedlichen Behandlung.

Am häufigsten ist ein Eisenmangel für die Blutarmut verantwortlich. Er kann bedingt sein durch den Blutverlust während der Operation, kann Folge chronisch entzündlicher Veränderungen sein, mit der fehlenden Magensäure zusammenhängen, Folge von Diätfehlern wie eisenarmer Ernährung sein, aber auch mit ständigen Blutverlusten einhergehen.

Ist der Eisenmangel vorübergehend und durch Blutverlust bedingt, so kann man Eisenpräparate geben. Es gibt diese Eisenpräparate in den verschiedensten Darreichungsformen (u. a. auch Brausetabletten), von denen einige besser, andere schlechter vertragen werden. Viele Ärzte verzichten auf die Eisentherapie, da es erfahrungsgemäß bald zu einer spontanen Besserung kommt.

Ist der Eisenmangel durch eine chronische Blutung bedingt, so ist die beste Behandlung das Stoppen der Blutungsquelle. So können zum Beispiel eine Entzündung an der Speiseröhre (Refluxösophagitis), eine chronische Entzündung an der Narbe (Anastomositis), Geschwüre (Ulzera), Fisteln oder auch kleine Tumoren mit ständigem Blutverlust einhergehen.

Wichtig für eine ausreichende Blutbildung ist, daß Sie sich vielseitig ernähren; die Nahrung sollte ausgewogen sein und vitamin- sowie eisenhaltiges Gemüse und Obst enthalten.

Aus den Laborbefunden, besonders den Blutbilduntersuchungen läßt sich relativ gut erkennen, ob Eisen-, Vitaminmangel oder Blutverlust für die Blutarmut verantwortlich sind.

Möglich ist auch ein Vitamin B_{12}-Mangel infolge Fehlens des *intrinsic factors*. Nach vollständiger Magenentfernung ist ein Vitamin B_{12}-Mangel obligatorisch, nach teilweiser Magenentfernung ist dies hingegen die Ausnahme. Sehr selten ist ein Folsäuremangel auf Grund einseitiger Diät. Nach der Injektion von Vitamin B_{12}, eventuell auch Folsäure, ist mit einer baldigen Besserung zu rechnen.

30. Wie häufig und wie lange sollte ich Eisentabletten einnehmen?

Ich empfehle die Einnahme von Eisentabletten nur dann, wenn der rote Blutfarbstoff (Hämoglobin) stark erniedrigt ist. Dies ist im allgemeinen in den ersten 6 bis 12 Monaten nach der Operation der Fall. Hiernach kommt es im allgemeinen zu einer Normalisierung, so daß die mit der Nahrung aufgenommene Eisenmenge ausreichend ist.

31. Warum, wann und wie lange muß ich Bauchspeicheldrüsenpräparate einnehmen?

Nach Magenoperationen kommt es häufig zu einer verminderten Durchmischung des Speisebreis mit Bauchspeicheldrüsenfermenten und als Folge davon zu zahlreichen Beschwerden.

Nach totaler Magenentfernung ist eine prophylaktische Therapie mit Enzympräparaten im ersten Jahr obligat, während diese Therapie später und nach teilweiser Magenentfernung (Billroth I oder Billroth II) vom Ergebnis eines Bauchspeicheldrüsenfunktionstests abhängig zu machen ist.

Die Einnahme der Bauchspeicheldrüsenpräparate sollte kurz vor dem Essen bzw. gleichzeitig mit dem ersten Bissen erfolgen.

32. Warum, wann und wie häufig muß ich Vitamin B_{12} bekommen?

In der Magenschleimhaut wird normalerweise eine Substanz (intrinsic factor) gebildet, die für die Aufnahme von Vitamin B_{12} notwendig ist. Vitamin B_{12} ist für die Blutbildung unentbehrlich. Nach totaler Magenentfernung kommt es daher spätestens nach ein bis zwei Jahren zu einer Blutarmut (Anämie), es sei denn, daß Vitamin B_{12} künstlich zugeführt wird. Nach teilweiser Magenentfernung wird im Restmagen zumeist noch genügend intrinsic factor gebildet, so daß sich die künstliche Zufuhr von Vitamin B_{12} erübrigt.

Bei Gesunden reicht das in der Leber gespeicherte Vitamin B_{12} ein bis zwei Jahre aus. Bei Magenkranken, insbesondere Magenkarzinompatienten, kann dieser Vitamin B_{12}-Speicher jedoch schon vor der Operation entleert sein, weswegen unverzüglich und regelmäßig nach der Operation Vitamin B_{12} zugeführt werden muß.

Vitamin B_{12} muß in den Muskel gespritzt werden; die Zufuhr in Form von Tabletten ist nutzlos. Die Gabe von einer Ampulle (1.000 µg) intramuskulär im Abstand von etwa drei bis sechs Monaten hat sich erfahrungsgemäß als ausreichend erwiesen. Vitamin B_{12} muß lebenslang zugeführt werden.

33. Mit welchen Symptomen geht ein Vitamin B_{12}-Mangel einher?

Es kommt zu einer Blutarmut (perniziöse Anämie), die mit mehr oder weniger charakteristischen klinischen und labor-chemischen Zeichen einhergeht. Sie selber merken die Blut-armut an der Müdigkeit und der geringeren Belastungsfähig-keit. Viele Patienten leiden auch gleichzeitig unter Zungen-brennen; sie haben Entzündungen an den Mundwinkeln, brüchige Haare und häufig eine grau-gelbe Hautfarbe. Für den Arzt ist die perniziöse Anämie leicht am Blutbild fest-stellbar.

34. Ich bekomme eine Chemotherapie und habe gehört, daß die hierbei verabreichten Medikamente nicht nur die kranken, sondern auch die gesunden Zellen abtöten. Aus diesem Grunde fallen ja auch die Haare während der Therapie aus. Könnten sich noch andere Nachteile und Komplikationen einstellen?

Neben dem schon von Ihnen erwähnten Haarausfall – den Sie im übrigen durch Benutzen einer Kältehaube während der Chemotherapie reduzieren können – kann es bei einem Teil der Betroffenen zu Übelkeit, Durchfall und vor allem Blut-bildungsstörungen kommen. Bei Absetzen der Zytostatika kommt es erfahrungsgemäß in den meisten Fällen zu einem Rückgang dieser Beschwerden und zu einer Erholung, ge-nauso wie sich wieder voller Haarwuchs und eine Normali-sierung des Blutbildes, des Appetits, der Verdauung und des Allgemeinbefindens einstellen. Im übrigen muß es nicht immer zu solchen Störungen kommen.

Einige Patienten reagieren empfindlicher auf die Zyto-statika als andere. Auch gibt es heute Zytostatika, nach denen mit weniger Nebenwirkungen zu rechnen ist.

35. *Ich habe gehört, daß es nach einer Magenoperation häufig zu einer vorzeitigen Knochenentkalkung (Osteoporose) kommt. Läßt sich hiergegen prophylaktisch etwas tun?*

In etwa 5–20% kommt es zu einer vorzeitigen Knochenentkalkung. Nach totaler Magenentfernung ist das Risiko höher, nach teilweiser Magenentfernung geringer. Besonders gefährdet sind Patienten mit häufigen Fettstühlen oder Milchzuckerunverträglichkeit (Laktoseunverträglichkeit).

Ursächlich hierfür verantwortlich ist ein Mangel an Kalzium und Vitamin D. In Milch ist beides in reichlichem Maße vorhanden, weswegen bei Milchunverträglichkeit das Risiko besonders groß ist. Besonders gefährdet sind auch Patienten mit einer gestörten Fettverdauung, da von diesen das fettlösliche Vitamin D nicht ausreichend aufgenommen wird.

Die Knochenentkalkung tritt meist erst nach mehreren Jahren auf, ist dann allerdings therapeutisch nur sehr schwer zu beeinflussen.

Prophylaktisch empfehle ich allen total Magenoperierten die Injektion eines Vitamin D-haltigen Polyvitaminpräparats (z. B. Adek-Falk), die alle 3 Monate gleichzeitig mit der notwendigen Vitamin B_{12}-Injektion erfolgen kann. Bei Milchunverträglichkeit ist zusätzlich die tägliche Einnahme von Vitamin D und Kalzium notwendig (z. B. 1 Vigantol® Tablette (= 500 E) und 1 Tablette Kalzium-Brause (= 800 mg/ tägl.)). Letztere Therapie bedarf ständiger ärztlicher Kontrolle.

Wichtig sind die reichliche Zufuhr von Obst und Frischgemüse und nicht zuletzt körperliche Bewegung.

Da Frauen nach der Menopause ein besonders hohes Risiko aufweisen, sollte bei diesen zusätzlich eine zyklische Östrogen/Gestagensubstitution erfolgen

Durch Laboruntersuchungen läßt sich eine beginnende Knochenentkalkung sehr frühzeitig erkennen, da ein im Knochen gebildetes Enzym (AP) erhöht ist. Die Laborbefunde können bei Kochenentkalkung jedoch auch strikt normal sein. Mit speziellen computertomographischen Untersuchungen läßt sich die beginnende Störung sicherer erfassen.

36. *Seit der Operation habe ich große Schwierigkeiten mit der Zahnprothese.*

Diese Schwierigkeiten haben all diejenigen, die viel Gewicht verloren haben. Die Prothese paßt dann nicht mehr!

Es ist sehr wichtig, daß Sie sobald wie möglich eine Regulierung und – falls nötig – eine Gebißsanierung vornehmen lassen. Gründliches Kauen ist für Magenoperierte besonders wichtig. Nicht nur, daß die Nahrung hierdurch besser zerkleinert wird, sondern durch gründliches Kauen werden die Mundspeicheldrüsen angeregt und die bessere Einspeichelung ermöglicht. Hieraus folgen wiederum eine bessere Verträglichkeit und Verdauung der Speise im Darm. Viele Beschwerden wie Dumping, Schmerzen, Sodbrennen, aber auch Durchfall, ja sogar Gewichtsabnahme lassen sich lindern, wenn nicht sogar verhindern.

37. *Ich habe gehört, daß Magenoperierte ein erhöhtes Risiko haben, an einem Zweitkarzinom zu erkranken. Stimmt das, und kann ich mich dagegen schützen?*

Diese Behauptung gilt unter Fachleuten als nicht gesichert. Während die einen von einem zwei- bis vierfach höheren Risiko nach einer B II-Operation sprechen, weisen andere darauf hin, daß dieses Risiko – wenn überhaupt – frühestens 10 bis 15 Jahre nach der Operation auftritt. Auch weisen sie auf die Erfahrung hin, daß einmal an einem Krebs erkrankte Menschen eine besondere Anlage für Krebserkrankungen, gleichgültig welcher Art, haben.

Völlig unabhängig davon, wer recht hat, sollten Sie einmal jährlich eine Magenspiegelung vornehmen lassen. Bösartige Wiedererkrankungen und »gutartige« Veränderungen können so frühzeitig erkannt und einer erfolgreichen Behandlung unterzogen werden. Die Krebsvorsorge – wie sie zum Beispiel in dem europäischen Krebskodex gefordert wird (siehe S. 9) – sollten Sie besonders ernst nehmen.

38. Bei mir ist nur der untere Magenteil entfernt, der obere mit dem Speiseröhrenschließmuskel jedoch erhalten geblieben. Trotzdem leide ich seit der Operation unter starkem Sodbrennen und saurem oder bitterem Aufstoßen. Dies soll auf einen Rückfluß des Magen-/Darminhalts in die Speiseröhre zurückzuführen sein. Wie ist das zu erklären und was kann ich dagegen tun?

Derartige Beschwerden sind besonders häufig bei den nach Billroth II operierten Patienten. Sie sind auf einen Rückfluß des Dünndarminhalts, nicht des Magensafts, zurückzuführen. Schuld daran sind der Wegfall des Magenschließmuskels und die veränderten anatomischen Verhältnisse von Dünndarm und Magen.

Theoretisch können Säureblocker nach einer Magenteilentfernung helfen; in der Praxis gelingt dies jedoch häufig nicht. Schleimhautschutzmittel haben häufig nur eine kurzfristig schmerzlindernde Wirkung. Zur Prophylaxe kann man Medikamente versuchen, die den Weitertransport des Dünndarminhalts fördern (z.B. Paspertin®, Propulsin). Diätetisch sollten Sie häufiger kleine Mahlzeiten einnehmen. Oft kommt es mit der Zeit zu einer spontanen Besserung.

39. Ich bekomme – völlig unabhängig von der Magen- bzw. Tumorerkrankung – Medikamente. Wird deren Wirkung jetzt nicht durch die Magenentfernung beeinträchtigt?

Teilweise ist das möglich. Zwar werden die meisten Medikamente im Dünndarm aufgelöst und gelangen von dort in den Kreislauf, aber die veränderten Säureverhältnisse sowie die gelegentlich auftretenden Durchfälle können zu Veränderungen der Medikamentenwirkung führen.

Diese Veränderungen können je nach Medikament, aber auch je nach Operationsverfahren, unterschiedlich sein. Sie sollten Ihren Arzt danach fragen, ob der Magenverlust Auswirkungen hat auf die Wirkung der von ihm verschriebenen Medikamente.

40. Bei mir ist es zu einer Fistelbildung an der Narbe gekommen, die ich jeden Tag spüle. Was kann ich außerdem tun?

Wundheilungsstörungen, Abszesse und auch Fisteln sind nicht selten. Dies liegt zum einen an der großen Operation, zum anderen aber auch an dem häufig geschwächten Allgemeinzustand der Patienten.

Fisteln können nach außen und – was unangenehmer sein kann – auch nach innen laufen; zum Beispiel vom Magen zur Speiseröhre oder zu den Luftwegen. Letztere bedürfen möglicherweise der operativen Korrektur. Bei Hautfisteln reichen hingegen ein ungehinderter Abfluß und häufiges Spülen. Die Fistel schließt sich dann oftmals von allein. Der Sie betreuende Chirurg kann am besten beurteilen, ob eine Therapie notwendig ist und welche. Mitunter muß er allerdings vorher zur Feststellung des Fistelverlaufs eine spezielle Röntgenuntersuchung – eine Fisteldarstellung mit Kontrastmittel – durchführen.

41. Welche Nebenwirkungen hat die Immuntherapie?

Auch in der Immuntherapie gibt es völlig unterschiedlich wirkende Substanzen, die dementsprechend auch ein völlig unterschiedliches Nebenwirkungsspektrum haben. Grundsätzlich kann man auch in der Immuntherapie davon ausgehen, daß eine wirksame Immuntherapie auch Nebenwirkungen hat. Ein auf das Tumorwachstum einwirkendes, aber gleichzeitig nebenwirkungsloses Medikament ist ein Traum, der bislang in der Krebstherapie noch nicht verwirklicht werden konnte. Diesem Grundsatz widersprechen auch nicht derartig harmlos klingende Begriffe wie »biologische Krebstherapie«, »Immunkuren«, »Immunrestauration«, »Sauerstoff- und Ozontherapie« etc. Selbst die Kneippsche Wasserbehandlung kann bei exzessiver Anwendung beträchtliche Nebenwirkungen haben.

Starke Nebenwirkungen kann die Überwärmungstherapie (**Hyperthermie**) hervorrufen. Die Erwärmung auf 42,5–45 Grad Celsius kann nämlich nicht nur die Krebszellen, sondern auch die gesunden Zellen beträchtlich schädigen. Bei der Hyperthermie handelt es sich zwar um eine natürliche, aber um eine außerordentlich nebenwirkungsreiche Therapie, die nur in besonderen Zentren durchgeführt werden sollte.

Ähnlich ist es bei der **Krebs-Mehrschritt-Therapie,** bei der eine kombinierte Überwärmung mit einer Überzuckerung (Hyperglykämie) des gesamten Organismus stattfindet. Durch die Überzuckerung sollen die Tumorzellen stark übersäuert werden und dadurch noch empfindlicher auf die erhöhte Temperatur reagieren. Die dritte Komponente, nämlich eine gleichzeitige Überversorgung mit Sauerstoff, soll das körpereigene Immunsystem aktivieren und gleichzeitig die Abwehrkräfte gegen die Krebszellen stärken. Auch dieses Verfahren kann mit beträchtlichen Komplikationen einhergehen, weswegen es nur in ganz besonders spezialisierten Zentren experimentell durchgeführt werden sollte.

Den Ruf eines wahren Lebenselixiers genießt der Sauerstoff auch in unseren Tagen noch weithin, und so ist es nicht erstaunlich, daß findige Therapeuten immer wieder neue Sauerstoff-Therapievarianten geboren haben. Am populärsten ist wohl die **Sauerstoff-Mehrschritt-Therapie** des bekannten Physikers Manfred VON ARDENNE. Bei ihr wird – gleichzeitig mit der Gabe von Vitamin B_1, Dipyridamol und Magnesium – der Sauerstoffgehalt in der Lunge und dem Blut kurzfristig mit Intervallen erhöht. Bei herzgeschwächten Patienten ist diese experimentelle Krebstherapie sehr gefährlich und kann mit tödlichen Komplikationen einhergehen. Auch diese Therapie sollte nur in besonders spezialisierten Zentren durchgeführt werden.

Bei der **Ozontherapie** entnimmt der Arzt den Patienten Blut aus der Armvene, das dann mit Ozon (im Vergleich zum zweiwertigen Sauerstoff O_2 ist Ozon dreiwertig O_3) versetzt und wieder zurückgeleitet wird. Ozon soll angeblich das Wachstum von Krebszellen hemmen. Ebenso wie die Sauerstoff-Mehrschritt-Therapie wird die Ozontherapie bei vielen anderen Erkrankungen wie zum Beispiel Durchblutungsstörungen, vorzeitiger Alterung, Geschwürsbildung, gastroenterologischen Erkrankungen etc. eingesetzt.

Bei der intravenösen Gabe können Hirnembolien auftreten; bei der Unterspritzung in die Haut kommt es mitunter zu starken Schmerzen, Stuhl- und Harndrang. Kurzdauernde Durchfälle und Schmerzen sind nach der intraarteriellen Sauerstoffapplikation häufig. Bei rascher intravenöser Injektion größerer Mengen können tödliche Zwischenfälle auftreten. Allergische Erscheinungen aller Schweregrade, Herzrhythmusstörungen, Beeinträchtigungen der roten Blutkörperchen und viele andere Komplikationen mit teilweise tödlichem Ausgang wurden nach Ozonbehandlung beschrieben.

Auch in der großen Gruppe der **Immunmodulatoren** befinden sich viele Substanzen, die nicht nur die körpereigene Abwehr anregen, sondern sogar mit tödlichen Komplikationen einhergehen können. Ganz gleichgültig, ob es sich hierbei um körpereigene oder um künstliche Substanzen handelt, die die komplexen Abläufe im Immunsystem zugunsten der Krebsabwehr steuern sollen. All diesen immunanregenden Substanzen sind mehr oder minder starke Nebenwirkungen gemeinsam.

Pflanzliche **Immunstimulanzien** – so harmlos sie auch zum Beispiel bei Preßsaft-Zubereitung oder Tabletteneinnahme sind – können nach intravenöser oder intramuskulärer Gabe schwere allergische Komplikationen hervorrufen.

Bei der Stimulation der Körperabwehr durch Impfungen mit BCG, einem Tuberkuloseimpfstoff *(Bacillus calmette guerin)*, kann es zu kurzfristigen Fieberschüben, Geschwürs-bildungen an der Impfstelle und lokalen sowie systemischen allergischen Reaktionen kommen.

Gleiche Reaktionen zeigen sich nach »Impfstoffen«, die zum Beispiel aus inaktivierten Tumorzellen gewonnen wer-den.

4 Wie kann ich das Risiko einer Wiedererkrankung verringern?

Fragen zu prophylaktischen Maßnahmen, Ernährung und zusätzlichen unterstützenden Therapien

1. *Ich las kürzlich in einer Illustrierten von einem neuen Wundermittel gegen Krebs. Das Medikament soll völlig unschädlich sein. Was halten Sie hiervon?*

Besonders bei Krebserkrankungen floriert ein Markt mit einem riesigen Angebot angeblicher Wundermittel. Diese helfen mit Sicherheit den Verkäufern; ihre Wirkung auf die Krankheit ist jedoch zumeist sehr umstritten. Ein sicheres Kennzeichen unseriöser Angebote ist die Behauptung, »das Mittel zu haben, das allein den Krebs besiegen soll«. Ein solches Mittel gibt es nicht und wird es wahrscheinlich auch in absehbarer Zeit nicht geben.

Häufig heißt es auch, daß diese Mittel keinerlei schädliche Nebenwirkungen haben. Tatsächlich sind wirksame Krebsmedikamente ohne jegliche Nebenwirkungen bislang jedoch nur ein Traum. Bei propagierten Heilmethoden, die »zumindest nicht schaden können«, sollten Sie auf Ihren Geldbeutel achten. Geschäftemacher gehen davon aus, daß Ihnen für Ihre Gesundheit nichts zu teuer ist.

Fragen Sie sich grundsätzlich bei sensationell aufgemachten Illustriertenberichten, ob finanzielle Interessen dahinterstehen könnten. Achten Sie darauf, ob in der gleichen Zeitung ein »Bericht« und eine Verkaufsanzeige für das gleiche Mittel zu finden sind. In diesem Falle ist besondere Vorsicht am Platze.

2. Was ist unter einer adjuvanten Behandlung zu verstehen?

Ist der Tumor chirurgisch völlig beseitigt und läßt sich keinerlei Tumoraktivität, auch nicht im Blut, nachweisen, so besteht doch das Risiko verbleibender Tumorzellen. Diese Tumorzellen können an der Operationsstelle haften, sich aber auch woanders im Körper ansiedeln und später zu Tumoren wachsen. Um solche Zellen zu eliminieren, führt man eine zusätzliche Sicherheitsbehandlung durch. Diese Behandlung nennt man adjuvante Behandlung. Sie kann aus einer Strahlentherapie bestehen, aus einer Chemo-, Hormon- oder Immuntherapie.

3. Was versteht man unter einer adjuvanten Chemotherapie? Welche Vorteile bringt sie?

Hierunter ist eine zusätzlich zur Operation oder Strahlentherapie durchgeführte unterstützende Behandlung mit zellhemmenden Mitteln zu verstehen, die eine Verhinderung der Wiedererkrankung, besonders einer Metastasierung im entfernten Organ, zum Ziel hat.

Wie alle adjuvanten Therapien geht auch die adjuvante Chemotherapie von der Hypothese aus, daß bei der Diagnose und Behandlung des Krebses häufig schon viele winzige Geschwulstzellen im Körper verstreut sind, die man mit den heutigen diagnostischen Hilfsmitteln nicht erfassen und daher auch nicht behandeln kann. Da man mit lokalen Maßnahmen (Strahlentherapie, Operation) diese Herde nicht erfassen kann, ist eine Therapie notwendig, die selbst die entferntesten Regionen erreicht. Dies ist bei der Chemotherapie der Fall.

Es gibt inzwischen sehr viele unterschiedlich wirkende Zytostatika (zellhemmende Mittel). Sie werden teilweise allein, teilweise in Kombination mit anderen Mitteln gegeben. Diese Zytostatika haben teilweise völlig unterschiedliche

Wirkungsmechanismen und können positive und negative Auswirkungen haben. Die Planung und Überwachung zytostatischer Therapien bedarf sehr großer ärztlicher Erfahrung. Nur nach genauer Kenntnis der Krankheitsvorgeschichte, der Eigenheiten des Tumors einschließlich der feingeweblichen Charakteristika kann der Arzt die Entscheidung zu einer derartigen adjuvanten Chemotherapie treffen.

Nach einer Magenentfernung verzichtet man heute im allgemeinen auf eine adjuvante Chemotherapie, weil diese mit beträchtlichen Nebenwirkungen einhergehen kann. Auch sind die positiven Auswirkungen nicht eindeutig. Eine Änderung dieser derzeitigen Lehrmeinung ist allerdings mit dem Zeitpunkt zu erwarten, zu dem effektivere und vor allem nebenwirkungsärmere Zytostatika zur Verfügung stehen. Die Krebszentren und die forschende pharmazeutische Industrie arbeiten intensiv an derartigen Substanzen.

4. Welche Medikamente empfehlen Sie mir, um das Risiko einer Wiedererkrankung zu vermindern? Läßt sich durch Medikamente das Risiko einer Wiedererkrankung völlig verhindern?

Diese Frage läßt sich nicht global beantworten. Dazu muß man eine genaue Kenntnis Ihrer Krankheitsgeschichte, Ihres Alters, der Krankheitsausdehnung, der Operationsmethode, Ihrer körperlichen und seelischen Verfassung etc. haben. Ohne diese Kenntnisse ist es nicht möglich zu sagen, ob und welche prophylaktischen Medikamente oder Verhaltensweisen für Sie gut sind. Es gibt medikamentöse prophylaktische Therapien, die bei einigen bestimmten Tumorformen hocheffektiv, bei anderen Formen hingegen überflüssig, ja schädlich sein können. Diese prophylaktischen Therapien nennen wir adjuvante Therapien.

Man unterscheidet eine medikamentöse Prophylaxe mit Hormonen (= adjuvante Hormontherapie), eine Prophylaxe

mit zellhemmenden Substanzen (= adjuvante Chemotherapie), eine Prophylaxe mit Strahlentherapie (= adjuvante
Strahlentherapie) und eine Prophylaxe mit immunmodulato-
rischen Substanzen (= adjuvante Immuntherapie).

Die Möglichkeiten und Probleme adjuvanter Therapien
sind so komplex, daß nur besonders erfahrene Ärzte sich
hiermit auskennen. Sie sollten sich von diesen onkologisch
erfahrenen Ärzten beraten lassen.

5. Gibt es eine Krebs-Diät?

Eine »Krebs-Diät«, mit der das Krebswachstum gehemmt
werden kann oder sogar Tumoren geheilt werden können,
gibt es nicht. Wer solches behauptet, weckt bei den Patienten
und Angehörigen falsche Hoffnungen und macht sich des
Betruges schuldig.

Die meisten Autoren von Büchern über »Krebs-Diäten«
betonen allerdings, daß ihre Kost als Zusatz zu einer übrigen
Krebsbehandlung gedacht sei und eher präventiv wirke.
Hierzu muß kritisch angemerkt werden, daß auch für die
Rolle der Kost als Zusatztherapie Beweise der Wirksamkeit
bislang fehlen.

Ich halte es für ebenso falsch, einem Patienten mit der
Empfehlung einer bestimmten Kostform falsche Hoffnungen
zu machen, wie auch – wie leider in vielen Krankenhäusern
üblich – ihm zu sagen, die Ernährung spiele überhaupt keine
Rolle und er könne essen, was ihm schmecke. Dem verständ-
lichen Bedürfnis des Patienten und seiner Angehörigen, selbst
einen Beitrag zur Heilung zu leisten, muß mit vernünftiger
Kostberatung Rechnung getragen werden.

6. *Gibt es besondere Diäten, die das Risiko eines Krankheits-rückfalls (Rezidivs) vermindern?*

Nein, die gibt es nicht. Sie sollten in erster Linie darauf achten, möglichst kalorien- und nährstoffreich zu essen. Ihre körperliche Widerstandskraft muß gebessert werden. Ein unterernährter und fehlernährter Organismus hat weniger Widerstandskräfte als ein gut und vor allem vielseitig ernähr-ter Mensch, und er ist anfälliger für Erkrankungen.

Unabhängig von der Hypothese einer möglichen Schutz-wirkung von Vitamin C sollten Sie möglichst viel frische Lebensmittel und frisches Obst essen. Die als magenkrebs-fördernd geltenden Nahrungsstoffe wie gepökeltes Fleisch, Räucherwaren und Gegrilltes werden Sie sicherlich schon wegen ihrer schlechten Verträglichkeit kaum essen. Aus denselben Gründen sollten Sie auch ältere Lebensmittel meiden, die wegen des Pilzbefalls und der hierdurch beding-ten Nitrosaminbildung als magenkrebsfördernd gelten.

7. *Was halten Sie von einer Therapie mit Mistelpräparaten?*

Die Misteltherapie (z.B. Helixor®, Iscador®, Plenosol®) gehört zu den populärsten Alternativmethoden in der Krebs-therapie. Die Misteltherapie nimmt in der alternativen Tu-mortherapie insofern eine gewisse Sonderstellung ein, da ihre Wirksamkeit weltanschaulich, d.h. anthroposophisch be-gründet wird.

Die Verwendung der Mistel als Antikrebsmittel geht auf Rudolf STEINER (um 1920) zurück. Sie steht im Zusammen-hang mit einer geistigen Neuorientierung. STEINER sah die Ursachen der Krebsentstehung in einer Revolution physi-scher Kräfte und einem Mangel an »Ätherkräften«.

Die sogenannte Schulmedizin steht der Misteltherapie nach wie vor skeptisch, wenn nicht gar ablehnend gegenüber. Die bislang vorgelegten Therapiestudien über eine Wirksam-

keit der Mistelpräparate halten nämlich den strengen Anforderungen der Arzneimittelprüfungen nicht stand. Die Befür-
worter einer Misteltherapie gehen hingegen davon aus, daß
sie in jedem Stadium der Krebserkrankung hilfreich ist. Sie
weisen vor allem auf eine Besserung des Allgemeinzustandes
und der Lebensqualität hin. Inzwischen liegen Erfahrungen
bei zigtausend Krebspatienten vor. Trotz dieser Erfahrungen
gibt es allerdings bis heute noch keine eindeutige Erfolgs-
studie, die zu einer wissenschaftlichen Anerkennung von
Mistelpräparaten geführt hat. Dennoch erstatten die Kassen
im allgemeinen die Kosten für eine Misteltherapie, zumal
diese – verglichen mit den anderen alternativen Therapien –
relativ preisgünstig und nebenwirkungsarm ist.

8. *Ich habe gehört, daß ein Selenmangel für die heute häufigere Karzinomentstehung verantwortlich sei. Ist Selen ein
Krebsschutzfaktor?*

Die Bedeutung von Selen in der Humanmedizin ist nach wie
vor ungeklärt. Die einen Wissenschaftler betonen, daß
– außer in extremen Fällen – keine eindeutigen selenabhängi-
gen Mangelerscheinungen bei Menschen bekannt seien. Die
anderen wiederum sagen, daß sich hinter einem labilen Allgemeinzustand und geschwächten Abwehrkräften häufig ein
Selenmangel verberge, weswegen eine generelle Selengabe
zumindest bei Patienten mit schweren Herz- und Leber-
erkrankungen, bei Alkoholikern sowie bei dialysepflichtigen
Nierenkranken und auch bei Krebspatienten erfolgen sollte.
    Alle Wissenschaftler sind sich allerdings dahingehend
einig, daß Selen – wenn überhaupt – immer nur eine ergänzende Krebstherapie sein kann. Eine ausschließliche Selengabe allein dürfte wohl niemals Einfluß auf das Wiedererkrankungsrisiko haben.

9. Was halten Sie von hochdosierten Vitamin-C-Gaben? Können diese das Wiedererkrankungsrisiko vermindern?

Aus Tierversuchen und Reagenzglasuntersuchungen ist die wichtige Rolle von Vitaminen ersichtlich, die diese bei der Krebsentstehung und Krebsprävention in experimentellen Systemen haben können. Dies trifft besonders auf Vitamin C und Vitamin A zu, denen gerade beim Magenkarzinom eine besondere Bedeutung beigemessen wird.

Die klinische Wirkung von Vitaminen auf schon bestehendes Krebswachstum bei Menschen ist hingegen ungesichert und umstritten. Viele Kliniker und viele Epidemiologen behaupten, daß ein Vitamin-C-Mangel bei der Magenkarzinomentstehung einen Einfluß habe. Man weiß, daß die Wirkung von Nitrosaminen – magenkrebsfördernden Stoffen – durch Vitamin C abgemindert werden kann. Auch gibt es Untersuchungen an großen Bevölkerungsgruppen, die ein häufigeres Magenkarzinom bei Vitamin-C-Mangel zeigen.

Andere Kliniker betonen, daß bei einer normalen Kost der Vitamin-Gehalt ausreichend ist, d. h., daß die von der Deutschen Gesellschaft für Ernährung empfohlene Tagesdosis von 75 mg Vitamin C ausreichend sei. Die zusätzliche Einnahme von Vitamin C sei also nicht nötig.

Sollte aus irgendwelchen Gründen – zum Beispiel wegen Unverträglichkeit – keine abwechslungsreiche Kost unter Einbeziehung von viel Frischgemüse und Obst möglich sein, empfehle ich in der Nachsorge die zusätzliche Einnahme von Polyvitaminen. In diesen Polyvitamintropfen, -kapseln oder -säften sind nicht nur hochdosiert Vitamin C, sondern auch die meisten anderen wichtigen Vitamine enthalten.

Vitamin C ist nicht etwa nur in den häufig für sie unbekömmlichen Zitrusfrüchten, sondern auch in Gemüse, Kartoffeln, Himbeeren etc. enthalten. Andere Vitamine sollten alle drei Monate mit einer Spritze Adek Falk zugeführt werden.

10. Gibt es einen Zusammenhang zwischen Immunabwehr und Magenkrebs? Läßt sich durch eine Verbesserung der Immunabwehr das Risiko einer erneuten Krankheit günstig beeinflussen?

Zwar gibt es keine eindeutigen Beweise, jedoch mehr und mehr Hinweise dafür, daß der Immunabwehr eine nicht unbeträchtliche Rolle bei der Krebsentstehung zukommt. Ob es ähnliche Zusammenhänge auch zwischen Immunabwehr und der Entwicklung von Tochtergeschwülsten, also einer Wiedererkrankung, gibt, ist unklar. Ungewiß ist auch, ob zwischen Immunabwehr und Entstehung des Magenkrebses gleiche immunologische Vorgänge verantwortlich sind wie zwischen Immunabwehr und Wiedererkrankung. Die körpereigene Abwehr ist nämlich ein sehr komplexes Geschehen, das sich aus zahlreichen einzelnen immunologischen Abläufen und Einflußfaktoren zusammensetzt.

Was für einzelne Abläufe in der Immunabwehr erforderlich ist, kann sich auf andere Abläufe blockierend auswirken. Welche Schritte in der Immunkaskade schließlich für die Auslösung und Manifestation der Krebsentstehung verantwortlich sind, ist noch weitgehend unklar. Klar ist nur, daß durch ein einzelnes Immuntherapeutikum (wie z. B. Mistelextrakte, Enzym- und Thymuspräparate, Schlangengifte, Diäten oder auch Interferone, Interleukine u. ä.) nicht global auf alle Schritte in der Rezidivabwehr positive Auswirkungen erwartet werden können. Dies trifft auch auf Impfungen zu, wie zum Beispiel mit BCG oder abgetöteten Tumorzellen.

Obwohl derzeitig viele Hoffnungen auf die Immuntherapie ausgerichtet sind und in keinem anderen Bereich so intensiv geforscht wird, sind noch viele grundlegende Aspekte der Immuntherapie unbekannt.

11. *Warum wird bei mir keine zusätzliche Sicherheitstherapie mit chemischen Substanzen durchgeführt (zytostatische Therapie), wie dies z. B. bei Hodenkrebs oder bösartigen Lymphknotenerkrankungen geschieht?*

Zwar sind eine Reihe von Zytostatika wirksam und vermögen die Magenkarzinomzellen abzutöten, aber auch hier stehen die möglichen Vorteile der »Sicherheitsbehandlung« in keinerlei Verhältnis zu den Nachteilen. Bislang gibt es nämlich noch keine Zytostatika, die ausschließlich auf die Tumorzellen wirken. Die meisten haben auch negative Auswirkungen auf andere gesunde Zellen. Bei den von Ihnen erwähnten Erkrankungen gelten die Vorteile als erwiesen.

12. *Warum wird bei mir – im Gegensatz zu den Patientinnen mit Brustkrebs – keine zusätzliche Strahlentherapie eingesetzt?*

Tatsächlich hat sich bei anderen Karzinomerkrankungen, wie zum Beispiel bei bestimmten Formen des Brustkrebses, die »Strahlentherapie aus Sicherheitsgründen« bewährt. Dies ist jedoch nicht der Fall bei Patienten mit Magenkarzinom.

Das Magenkarzinom ist zwar – wenn auch in wesentlich geringerem Maße als das Brustkarzinom – strahlenempfindlich, man verzichtet aber dennoch im allgemeinen auf eine zusätzliche Strahlentherapie. Dies ist auf die hiermit verbundenen Risiken zurückzuführen. In direkter Nachbarschaft des Magens liegen nämlich lebenswichtige Organe, die bei einer Strahlentherapie stark geschädigt werden könnten. Die Vorteile der »Sicherheitsbestrahlung« stünden in keinem Verhältnis zu den möglichen Nachteilen.

13. Läßt sich durch eine Psychotherapie das Wiedererkrankungsrisiko beeinflussen?

Nein. Durch eine Psychotherapie lassen sich lediglich die seelischen Folgen der Krebserkrankung behandeln. Nicht der Krebs, sondern der Patient hat psychische Probleme und sollte vom Psychologen betreut werden. Auswirkungen einer Psychotherapie auf das Krebswachstum konnten bislang wissenschaftlich nicht bestätigt werden, eher hingegen auf das Wohlbefinden. Wer behauptet, eine Krebserkrankung durch Psychotherapie zu heilen, wird von der Schulmedizin nicht anerkannt und gilt als Außenseiter.

14. Wie kann ich durch mein Verhalten die Abwehrkräfte steigern?

Auf die Notwendigkeit einer ausgeglichenen Ernährung und körperlicher Bewegung bin ich an anderer Stelle schon eingegangen. Sicherlich gibt es auch Einflüsse von Geist und Seele auf die körperlichen Abwehrkräfte. Erfahrungen im klinischen Alltag beweisen immer wieder, daß eine starke innere Überzeugung dazu führen kann, daß bestimmte Stoffe im Körper Befehle in Gang setzen, die das Immunsystem so stark machen, daß es Krankheitserreger vernichten kann.

Ohne Zweifel kann das Immunsystem durch Gedanken und Gefühle positiv wie negativ beeinflußt werden. Ein Pionier auf diesem Forschungsgebiet ist der amerikanische Krebsforscher Dr. O. C. SIMONTON, der zusammen mit seiner Frau eine psychologisch fundierte Nachbehandlung für Krebspatienten entwickelt hat. Sie basiert auf der Überlegung, daß gedankliche Vorstellungen und gefühlsmäßige Überzeugungen dabei helfen, den Krebs zu besiegen oder die Lebensqualität zu verbessern. In Deutschland wurde dieses Verfahren weiterentwickelt und heißt hier »Gesundheitstrai

ning«. In einigen Nachsorgekliniken und in einigen Selbsthilfegruppen kann es erlernt werden.

Grundsätzlich trägt alles, was der Erkrankte positiv emp-
findet, zur Kräftigung des Abwehrsystems bei. Das kann
durchaus bedeuten, mit Verzweiflung und Angst, mit Krän-
kung und Feindseligkeit oder mit Verleugnung und Wut
anders umzugehen als bisher, d. h. Konflikte durchleben und
durchleiden zu können, ohne sie mit Harmonie zuzudecken
und daran krank zu werden.

Autogenes Training kann ebenfalls eine gute Sache sein,
weil Erkrankte damit gegen Streß unempfindlicher werden
können. Sportliche Betätigung, die regelmäßig mit Freude
und ohne Leistungsstreß durchgeführt wird, stimuliert ebenfalls das Immunsystem und trägt möglicherweise zur Gene-
sung bei.

15. Wirkt sich Streß negativ auf das Wiedererkrankungs-
risiko aus?

Umfangreiche Studien und Hypothesen, die allerdings häufig
umstritten sind, liegen vor zum Thema »Psychischer Streß als
Krebsauslöser«.

Man unterscheidet Eustreß und Dysstreß. Unter Eustreß
versteht man hohe körperliche und geistige Anforderungen,
die jedoch eher zum Wohlbefinden beitragen. Eustreß macht
Spaß und wirkt sich persönlich stabilisierend aus. Ich glaube
kaum, daß Eustreß sich negativ auf das Krankheits- bzw.
Wiedererkrankungsrisiko auswirken könnte.

Anders möglicherweise bei Dysstreß. Hierunter versteht
man zu hohe körperliche und geistige Anforderungen, die mit
Unbehagen, mit Aggressionen, ständiger Anspannung und
Unterdrückung sowie Angst einhergehen. Dysstreß verursacht Strapazen und bewirkt psychische Labilität.

16. *Alkoholkonsum soll das Krebsrisiko erhöhen. Heißt das, daß ich überhaupt keinen Alkohol mehr trinken darf?*

In der Tat erhöht exzessiver Alkoholkonsum das Krebsrisiko. Bewiesen ist das für die Mundschleimhaut, die Zunge, den Kehlkopf, die Speiseröhre und die Leber. Dabei steigern Tabak und Alkohol ihre krebsfördernde Wirkung gegenseitig auf ein Vielfaches. Auch für den Magenkrebs sind Zusammenhänge denkbar, allerdings bislang nicht erwiesen. Wenn Sie Alkohol vertragen, so ist nichts gegen ein gelegentliches Glas Bier oder Wein einzuwenden. Von hochkonzentrierten Alkoholika und größeren Mengen möchte ich allerdings abraten!

17. *Erhöht Zigarettenrauchen das Wiedererkrankungsrisiko?*

Möglicherweise ja, obwohl eindeutige Beweise hierfür nicht existieren. Durch Zigarettenrauchen wird nämlich die Immunabwehr beträchtlich geschwächt. Eine direkte krebsfördernde Wirkung des Rauchens – wie sie zum Beispiel für Lungenkrebs oder Blasenkrebs gesichert ist – ist für Magenkrebs nicht bekannt.

Wenn Sie ab und zu ein bis drei Zigaretten rauchen, so ist hiergegen sicherlich nichts einzuwenden. Erfahrungsgemäß bleibt es jedoch nicht bei ein bis drei Zigaretten, weswegen ich Ihnen sehr zum grundsätzlichen Aufhören raten möchte. Außerdem ist Ihr Darm gegenüber Rauchen wesentlich empfindlicher als vorher. Aus eigenen Erfahrungen weiß ich, wie schwierig dies sein kann. Machen Sie doch einmal einen Nichtraucher-Kurs in einer Tumornachsorgeklinik mit!

5 Welche diagnostischen Maßnahmen sind in der Nachsorge notwendig? Wie macht sich eine Wiedererkrankung bemerkbar?

Fragen zu Vor- und Nachsorgeuntersuchungen sowie zu Symptomen eines Krankheitsrückfalls

1. *Ich bin regelmäßig zu den Vorsorgeuntersuchungen ge-gangen, ohne daß sich jemals die geringsten Verdachts-momente ergeben hätten. Dennoch soll der Krebs bei der Operation schon relativ ausgedehnt gewesen sein.*

Leider hört man Ihre Klage nicht selten. Bitte machen Sie nicht etwa Ihrem Hausarzt einen Vorwurf. Die in Deutsch-land durchgeführen Vorsorgeuntersuchungen schließen kei-ne Untersuchungen auf Magenkarzinomerkrankungen ein!
   Die Untersuchung auf Blut im Stuhl ist so gut wie wertlos zur Frühdiagnose des Magenkrebses. Sie dient als Suchme-thode für Dickdarmgeschwülste. Sogenannte Tumormarker im Blut, die frühzeitig auf Magenkrebs hinweisen könnten, gibt es nicht.
   Eine sehr genaue und auch effektive Vorsorgeuntersu-chung wäre eine regelmäßige Magenspiegelung. In Japan, wo die Magenkrebshäufigkeit besonders groß ist, werden derartige »Vorsorge-Magenspiegelungen« tatsächlich regel-mäßig durchgeführt. Hierauf führt man zurück, daß sich mehr als ein Drittel aller in Japan entdeckten Magenkrebs-erkrankungen im Frühstadium befinden. Bei uns sind es nur 10 bis 15%. Die globalen Heilungsziffern in Japan sind da-her auch viel besser als bei uns.

2. *Welche Nachsorgeuntersuchungen empfehlen Sie mir, damit ich sicher sein kann, daß die Krankheit nicht wiederkommt?*

Durch Nachsorgeuntersuchungen können Sie Rezidive (Wiedererkrankungen) zwar nicht verhindern, sie jedoch möglicherweise zu einem so frühen Zeitpunkt erkennen, daß eine Behandlung noch möglich ist. Eine absolute Sicherheit der frühestmöglichen Erkennung gibt es nicht. Zwar sind die heutigen diagnostischen Möglichkeiten um ein Vielfaches besser als noch vor Jahren, aber dennoch lassen sich Rezidive und Metastasen erst ab einer bestimmten Größe feststellen.

Um Ihnen einen individuell auf Sie zugeschnittenen Nachsorgeplan zu geben, müßte ich Genaueres über die Art, Ausdehnung und Behandlung Ihrer Magenkrebserkrankung wissen. Je nach Schweregrad und abgeschlossener Behandlung ist die Nachsorge nämlich unterschiedlich. Sie sollten auf jeden Fall Ihren behandelnden Arzt danach fragen, wann und in welchen Abständen Sie welche Untersuchungen machen lassen sollten.

Wichtig ist, daß Sie bis zu Ihrem Lebensende in ärztlicher Überwachung bleiben. Das Nachsorgenetz wird mit der Zeit weitmaschiger, d. h. es sind weniger Untersuchungen und diese nur noch in größeren Zeitabständen notwendig.

Wichtig sind regelmäßige Blutuntersuchungen und eine gelegentliche Magenspiegelung sowie Ultraschalluntersuchungen.

Neben den notwendigen Kontrolluntersuchungen sollten Sie auch regelmäßig zu den Vorsorgeuntersuchungen gehen.

3. *Wie kommt es, daß manche Patienten schon nach so kurzer Zeit einen Rückfall bzw. Metastasen bekommen, andere hingegen viele Jahrzehnte nicht? Hängt das mit der Therapie zusammen oder mit der Sorgfalt der Nachsorgeuntersuchungen? Oder ist das alles Zufall?*

Einer der möglichen Gründe kann tatsächlich darin bestehen, daß eine bestimmte Therapie nicht oder nur schlecht bzw. sehr gut durchgeführt wurde. Ob es zu einer Wiedererkrankung (Rezidiv oder Metastasierung) kommt oder nicht, liegt an vielen Faktoren. Diese Faktoren nennt man *Prognosefaktoren.*

Zu den Prognosefaktoren zählen die Größe des ehemaligen Tumors, die Tumorausdehnung, der Lymphknotenbefall, die feingeweblichen Eigenheiten des Tumors, der Zellreichtum des Tumors und nicht zuletzt auch Ihr Allgemeinzustand einschließlich der Körperabwehr.

4. Welche Untersuchung ist aussagekräftiger, die Röntgenkontrastdarstellung (Röntgen-MDP) oder die Magenspiegelung (Gastroskopie)?

Es handelt sich bei beiden Maßnahmen um sehr aussagefähige und notwendige Untersuchungen, die sich in ihrer Aussagefähigkeit gegenseitig ergänzen und nicht etwa ersetzen. Mit beiden Untersuchungen können nur Veränderungen im und nicht außerhalb des Magens festgestellt werden.

Die Spiegelung hat den großen Vorteil, daß man mit ihr am besten Veränderungen an der Schleimhaut der Speiseröhre, des Restmagens und des Dünndarms erkennen und gleichzeitig eine Gewebeentnahme aus diesen Regionen für die feingewebliche Untersuchung vornehmen kann. Mit der Röntgenuntersuchung hingegen, besonders der Röntgendurchleuchtung, lassen sich nicht nur Veränderungen an, sondern auch außerhalb der Schleimhaut durch indirekte Zeichen feststellen. Hierzu gehört zum Beispiel die Beweglichkeit der Speisewege und die Kontrastdarstellung des Speiseabflusses.

Die Notwendigkeit zur Spiegelung bzw. zur Röntgenuntersuchung ergibt sich nicht etwa nur zum Ausschluß einer Wiedererkrankung. Vielmehr sind diese Untersuchungen auch notwendig, um das Ausmaß der operationsbedingten

Behinderungen wie zum Beispiel Abflußstörungen, Rück-
flußstörungen und Störungen an der Operationsnarbe zu
ermitteln.

5. *Am aussagekräftigsten ist doch sicherlich die Computer-*
   tomographie?

Nein, das kann man nicht sagen! Sie kann in keiner Weise die
Magenspiegelung und die Röntgendurchleuchtung ersetzen,
da sie vorrangig zur Darstellung von Veränderungen außerhalb der Speisewege dient. Sie ist eine ergänzende Untersuchung zum Ausschluß tumorbedingter Veränderungen
außerhalb der Speisewege wie Lymphknotenvergrößerungen
oder Veränderungen an der Leber.

Zur Feststellung von Leberveränderungen benutzt man
heute gerne die Ultraschalluntersuchung (Sonographie). Sie
ist sehr einfach durchzuführen und aussagekräftig bei der
Beantwortung der Frage, ob Leber, Milz, Niere, Schlagader
etc. befallen sind.

6. *Magenspiegelung (Gastroskopie), was ist das?*

Es handelt sich um eine Untersuchungsmethode des oberen
Verdauungstraktes (Speiseröhre, Magen, Zwölffingerdarm).
Dies war Jahrzehnte nur mit Hilfe des Röntgens möglich, mit
dem indirekt Ergebnisse in Schwarz-Weiß über Veränderungen in dem oberen Verdauungstrakt festgestellt werden
konnten. Ende der 60er Jahre wurden hochflexible, von
außen gut steuerbare Fiberendoskope entwickelt. Bei ihnen
wird über ein Glasfaserbündel Licht von außen in den
Verdauungstrakt eingeführt, über ein zweites Glasfaserbündel erhält der Untersucher dann ein farbiges Bild der gespie-
gelten Regionen. Es ist also mit der Spiegelung im Gegensatz

zum Röntgen eine direkte Betrachtung der Schleimhaut möglich. Gleichzeitig kann Gewebe zur Untersuchung unter dem Mikroskop entnommen werden.

Die Weiterentwicklung der Apparatetechnik hat dazu geführt, daß der Durchmesser der heutigen Endoskope immer kleiner geworden ist. So werden heute in aller Regel leicht »schluckbare« Kinderendoskope mit einem Durchmesser von etwa 9 mm verwendet.

7. Wie geschieht die Vorbereitung auf die Magenspiegelung?

Soll bei Ihnen eine endoskopische Untersuchung des oberen Verdauungstraktes durchgeführt werden, müssen Sie mindestens sechs Stunden vor der Untersuchung nüchtern sein. Sie dürfen in diesem Zeitraum weder feste noch flüssige Nahrung zu sich nehmen.

Zu Beginn der Untersuchung gibt man Ihnen einen »Entschäumer« zu trinken. Das ist ein Medikament, welches eine störende Blasenbildung bei der notwendigen Lufteinblasung während der Untersuchung verhindern soll.

Vielerorts wird man Ihnen zu Beginn der Untersuchung eine Beruhigungsspritze geben, die Ihr Reaktionsvermögen einschränkt. Über die sich daraus ergebenden Konsequenzen (zum Beispiel verminderte Verkehrstüchtigkeit) wird Sie der untersuchende Arzt informieren. Oft wird auf diese Beruhigungsspritze jedoch verzichtet.

In aller Regel wird die Schwester vor der Untersuchung den Rachen mit einem Spray örtlich betäuben. Hierdurch soll eine Verminderung des Würgereflexes bezweckt werden.

8. Wie geht die Magenspiegelung vor sich?

Die endoskopische Untersuchung des oberen Verdauungstraktes beginnt, wenn Sie entspannt auf der linken Seite liegen. Man schiebt Ihnen nun einen »Beißring« zwischen die Zähne, damit Sie das empfindliche Gastroskop nicht aus Versehen beschädigen. Nachdem der Arzt das Endoskop durch den Beißring in den unteren Rachen eingeführt hat, wird er Sie zum Schlucken auffordern; das Instrument gleitet mit dem Schluckvorgang gleichzeitig in die Speiseröhre.

Die Untersuchung kann nur durchgeführt werden, wenn der Magen »entfaltet« ist. Aus diesem Grund wird Luft mit dem Gastroskop in den Magen eingeblasen. Im allgemeinen merken Sie das nicht. Daß dabei gelegentlich »überflüssige« Luft wieder auf dem umgekehrten Weg durch die Speiseröhre entweichen kann, Sie also »rülpsen«, sollte Sie nicht stören. Dies ist ein unwillkürlicher, nicht steuerbarer Vorgang, den Schwestern und Ärzte kennen.

Der Arzt schiebt das Instrument zunächst bis in den Zwölffinderdarm vor. Beim Zurückziehen betrachtet er dann alle Wandteile im Verdauungstrakt genau. Auffällige Befunde werden gelegentlich mit einem angeschlossenen Fotoapparat dokumentiert. Gegebenenfalls kann man durch das Endoskop völlig schmerzlos Gewebsproben entnehmen, um diese später unter dem Mikroskop zu betrachten.

Wenn die örtliche Betäubung im Rachenraum ihre Wirkung verloren hat – d. h. nach etwa ein bis zwei Stunden – dürfen Sie wieder essen und trinken. Vorher empfiehlt sich das wegen des gefühllosen Schlunds nicht!

9. Was versteht man unter Tumormarkern und welche Tumormarker sollte ich in der Nachsorge kontrollieren lassen?

Unter Tumormarkern vesteht man Substanzen, die von Krebszellen in die Blutbahn abgegeben und dort laborchemisch nachgewiesen werden können. Es gibt inzwischen hunderte verschiedener Tumormarker, die in der Nachsorge von Karzinomerkrankungen empfohlen werden. In der Magenkarzinom-Nachsorge sind die wichtigsten Marker das Karzinoembryonale Antigen (CEA) und der monoklonale Antikörper Ca 19-9.

Es handelt sich um relativ unspezifische und wenig empfindliche Tumormarker. Unspezifisch bedeutet, daß diese Tumormarker auch bei gutartigen Erkrankungen und aus anderen Gründen erhöht sein können. Unempfindlich bedeutet, daß sie trotz Wiedererkrankung manchmal unauffällig und in der Blutbahn nicht nachweisbar sind. Tumormarker eignen sich auch zur Verlaufsbeurteilung. Kommt es nämlich zu einer Erniedrigung der Tumormarker während einer Therapie, so kann man von einem Ansprechen des Tumors auf diese Therapie ausgehen. Die Therapie sollte dann fortgeführt werden!

Um »falsche« und für den Patienten höchst beunruhigende Werte zu vermeiden, darf immer nur ein bestimmtes Testverfahren angewandt werden. Wenn Sie die Klinik verlassen, erhalten Sie meist einen Nachsorgepaß. In diesem Ausweis sollten die Daten und Werte der zuletzt bestimmten Tumormarker eingetragen werden. Achten Sie darauf, daß die Klinikärzte darin Name und Hersteller des jeweils verwendeten Nachweistests vermerken! Je nach Hersteller sind die Normwerte nämlich unterschiedlich.

10. *Warum soll bei mir eine Magenspiegelung durchgeführt werden, obwohl sich durch die Blutuntersuchungen eine Wiedererkrankung doch relativ frühzeitig feststellen läßt? Der Magen ist im übrigen ja auch vollständig entfernt worden!*

Sie dürfen die Empfindlichkeit und Zuverlässigkeit der Tumormarker nicht überschätzen. Die Rezidive produzieren nur ab einer bestimmten Größe, ja einige sogar überhaupt nicht, diese Tumormarker und geben sie in das Blut ab. Die Magenspiegelung ist eine wesentlich aussagekräftigere Untersuchung zur Feststellung von Veränderungen am oberen Magen-Darm-Trakt; Tumormarker eignen sich zum Nachweis anderer Organmetastasen.

Die Spiegelung geschieht nicht etwa nur zur Feststellung einer Wiedererkrankung, sondern auch zur Überprüfung der Operationsverhältnisse und zur Feststellung von Folgestörungen. Hierzu gehören zum Beispiel Entzündungen, ein Darmverschluß und ein verstärkter Rückfluß des Darminhalts (Reflux) in die Speiseröhre oder auch das Gegenteil (Sturzentleerung – Dumping). Durch eine Magenspiegelung wird also nicht etwa nur der Magen, sondern auch die Speiseröhre und der Zwölffingerdarm und eventuell der Leerdarm untersucht.

11. Welche Vorsorgeuntersuchungen empfehlen Sie?

Es ist sehr richtig, daß Sie auch in der »Nachsorge« an die Notwendigkeit der Vorsorgeuntersuchungen denken. Wenn man einmal erfolgreich wegen eines Krebses behandelt wurde, so bedeutet dies in keiner Weise, daß man gefeit ist gegen das Krebsleiden an einem anderen Organ.

Ich empfehle, regelmäßige Untersuchungen auf Blut im Stuhl vornehmen zu lassen. Ihr betreuender Arzt sollte mindestens einmal jährlich den Mastdarm untersuchen und bei Männern die Vorsteherdrüse abtasten. Bei Frauen sollten regelmäßig die gynäkologische Untersuchung und auch die Mammographie vorgenommen werden. Wichtig sind für die Frauen regelmäßige Selbstuntersuchungen der Brust.

Sie sollten den Hausarzt unverzüglich bei folgenden Auffälligkeiten oder Beschwerden aufsuchen:

88

- Hautveränderungen an der äußeren Scheide
- längerbestehender Juckreiz
- nässende oder blutende Hautveränderungen
- bräunlicher oder blutiger Ausfluß aus der inneren Scheide
- unregelmäßige Blutungen bei regelmäßiger Periode – insbesondere nach Stuhlgang oder Verkehr
- jede Blutung, die auftritt, nachdem die Periode bereits über ein Jahr ausgeblieben ist
- Fremdkörpergefühl im Unterleib
- längerbestehende Beschwerden beim Wasserlassen oder beim Stuhlgang
- auffallende Unregelmäßigkeiten beim Stuhlgang
- unklare Gewichtsabnahme
- unklare Umfangszunahme des Leibes
- Blutbeimischungen im Urin oder Stuhlgang
- unklarer Husten oder Heiserkeit, die länger als 4 Wochen anhalten
- Lymphknotenvergrößerungen

12. Obwohl ich sehr schlechte Venen habe und auch unter Blutarmut leide, drängt der Arzt bei jeder Nachsorgeuntersuchung auf eine Blutentnahme. Ist das wirklich nötig?

Wahrscheinlich ja. In dem Blut müssen die Tumormarker regelmäßig bestimmt werden, um frühzeitig eine Wiedererkrankung erkennen und behandeln zu können. Gleichzeitig werden auch andere Untersuchungen vorgenommen. So werden die in der Leber und in den Knochen produzierten Enzyme bestimmt. Sind diese Enzyme erhöht, so besteht der Verdacht einer Schädigung dieser Organe. Durch den Magenverlust kommt es auch zu Änderungen der Blutzusammensetzung. So können einige lebenswichtige Mineralien und andere Nährstoffe des Blutes vermindert, möglicherweise auch vermehrt sein. Ist dies der Fall, so müssen unverzüglich entsprechende Therapien eingeleitet werden.

Wichtig ist allerdings – und das trifft nicht nur auf die Laboruntersuchungen zu –, daß überflüssige Mehrfachuntersuchungen unterbleiben. Wenn Sie von anderen Ärzten mitbetreut werden oder zum Beispiel in eine Nachsorgeklinik überwiesen werden, so denken Sie mit daran, daß dort schon bei der Aufnahmeuntersuchung die Ergebnisse der letzten Blut-, Röntgen- und Ultraschalluntersuchungen bzw. der Gastroskopie vorliegen. Hierdurch werden überflüssige Doppel- und Dreifachuntersuchungen vermieden. Denken Sie auch an den Grundsatz, daß Ihnen nur dann kompetenter Rat und Hilfe zukommen können, wenn der Arzt alle Unterlagen über Ihre Erkrankung, über die bisherige Therapie und die Untersuchungsergebnisse hat.

13. *Inwieweit ist der Arzt verpflichtet, mich über die notwendige Diagnostik aufzuklären?*

Vor jedem ärztlichen Eingriff – und dazu gehört zum Beispiel auch die Gastroskopie – muß der Arzt Sie über die möglichen Risiken und unerwünschten Folgen informieren. Er wird Ihnen zugleich typische, aber auch die nur im Einzelfall auftretenden Risiken nennen. Darüber hinaus wird er Sie über alle anderen alternativen Möglichkeiten der Diagnostik und Behandlung unterrichten.

Nach der Untersuchung wird der Arzt Ihnen in der Regel die vollständigen Ergebnisse mitteilen. Nur in bestimmten Fällen können zum Beispiel besonders schwerwiegende Erkenntnisse verschwiegen werden, um bei labilen oder ängstlichen Menschen den Behandlungserfolg nicht zu gefährden.

14. Mein Arzt sagt, ich dürfe sehr optimistisch sein. Mein Krebsleiden spreche nämlich sehr gut auf die Therapie an. Mir ist diese optimistische Aussage unverständlich, denn ich fühle mich wesentlich schlechter. Auch gibt es überhaupt keine sonstigen sichtbaren Zeichen, die auf eine Besserung oder gar auf ein Verschwinden der Erkrankung hinweisen könnten.

Die Ärzte können heute auf Grund sehr genauer Blutanalysen frühzeitig sagen, ob die Therapie anschlägt oder nicht. Ihr Befinden kann sie also trügen. Ganz abgesehen davon wird das Befinden ja auch häufig durch die Therapie zeitweilig negativ beeinflußt. So vermuten viele Patienten oftmals fälschlich, daß sich hinter einer Gewichtsabnahme möglicherweise eine negative Entwicklung anbahne oder umgekehrt. Wesentlich genauer als Befindlichkeit, Schmerzen oder Gewichtsveränderungen können andere Untersuchungen in der Nachsorge Auskunft darüber geben, ob eine Weiterführung der Behandlung angeraten ist, abgebrochen oder die Therapie gewechselt werden sollte, ob Rezidive vorliegen, zu erwarten oder in Abheilung begriffen sind.

15. Wie macht sich eine Wiedererkrankung bemerkbar bzw. welche Beschwerden lassen auf eine Wiedererkrankung schließen?

Diese Frage läßt sich nicht beantworten, da die meisten Beschwerden unspezifisch sind. Unspezifisch deswegen, weil die meisten Beschwerden sowohl tumorbedingt als auch therapiebedingt sein können. Es gibt keine Beschwerden, die typisch für eine Wiedererkrankung sind!

16. Wo siedeln sich die Tochtergeschwülste (Metastasen) bevorzugt an?

Das Magenkarzinom breitet sich sowohl auf dem Lymph-wege (lymphogen) als auch auf dem Blutwege (hämatogen) aus. Häufig sind die in der Nähe des Magens gelegenen Lymphknoten von der Wiedererkrankung betroffen. Der Chirurg entfernt daher oftmals nicht nur den Magen, son-dern aus Sicherheitsgründen auch die umliegenden Lymph-knoten und sogar die Milz. Direkt an der Milz befinden sich nämlich Lymphknoten und gelegentlich können sich in der Milz sogar Tochtergeschwülste ansiedeln.

Die auf dem Blutwege am häufigsten befallenen Organe sind Leber, Bauchfell, Eierstöcke und die Lunge. Dies ist der Grund dafür, daß während der Nachsorgeuntersuchungen regelmäßig Ultraschalluntersuchungen der Leber, Röntgen-untersuchungen der Lunge und Blutuntersuchungen vorge-nommen werden.

Gelegentlich kommt es auch zu einer Wiedererkrankung im Restmagen, in der Speiseröhre oder im Dünndarm. Dies ist der Grund für die in der Nachsorge notwendigen Spiege-lungen. Da ein Befall noch sehr spät auftreten kann, müssen die Nachsorgeuntersuchungen über viele Jahre hinweg er-folgen.

17. Ich habe ständig Schmerzen im Oberbauch. Kann dies auf eine Wiedererkrankung hinweisen?

Diese Frage zwingt sofort zu Gegenfragen und Zusatzunter-suchungen. Schmerzen sind nämlich sehr uncharakteristische Beschwerden; sie müssen in keiner Weise ein Hinweis für eine mögliche Wiedererkrankung sein, sondern können sehr un-terschiedliche Ursachen haben. Damit Ihr Arzt die Ursachen besser eingrenzen kann, sagen Sie ihm

- wann die Schmerzen auftreten
- wie die Schmerzen sind (bohrend, tief, kolikartig, krampf-artig)
- die Dauer der Schmerzen
- ob eine Abhängigkeit vom Essen besteht
- ob sie auf Medikamente ansprechen
- die genaue Lokalisation der Schmerzen hinter dem Brust-bein, im Oberbauch, im rechten oder linken Bauch
- ob gleichzeitig Brechreiz und Übelkeit
- schneller Pulsschlag
- Schmerzen im Rücken bestehen.

18. Ich habe stark an Gewicht abgenommen. Ist das ein Hinweis auf eine mögliche Wiedererkrankung?

Gewichtsverlust ist ein sehr unspezifisches Symptom. Die verschiedensten Ursachen können neben einer möglichen Wiedererkrankung hierfür verantwortlich sein.

Sie sollten sich auf keinen Fall beunruhigen. Die meisten Patienten nehmen in den ersten 12 Monaten nach der Operation ab und erst danach kommt es zu einer Stabilisie-rung des Gewichts.

Übrigens kann auch eine starke Gewichtszunahme, die mit einer isolierten Bauchumfangszunahme einhergeht, auf eine Wiedererkrankung hindeuten. Meist handelt es sich dann um einen Befall des Bauchfells und eine Bauchwasserzunahme.

19. Läßt Gelbsucht auf eine Wiedererkrankung schließen?

Auch eine Gelbsucht kann unterschiedliche Ursachen haben. So muß man zum Beispiel an eine Leberentzündung nach infizierter Bluttransfusion oder an eine mögliche Galleab-flußstörung infolge postoperativ veränderter Darmverhältnisse denken. Natürlich kommen auch Lebermetastasen in Frage.

20. Ich kann kein Fleisch vertragen. Ist das ein Zeichen für eine Wiedererkrankung?

Vor der Operation kann plötzliche Abneigung gegen Fleisch ein frühes Zeichen für ein Magenkarzinom sein. Bei operierten Magenkarzinomen hingegen hat die Fleischunverträglichkeit häufig andere Gründe. Sie findet ihre Erklärung in den Operationsfolgen. Faseriges Fleisch wird übrigens oftmals schlechter als kurzfaseriges Fleisch vertragen.

21. Ich leide seit der Operation unter völliger Appetitlosigkeit. Ist dies ein Zeichen für ein Fortbestehen der Erkrankung?

Nein, das braucht in keiner Weise so zu sein. Bei beinahe 70% aller magenoperierten Patienten kommt es in den ersten Monaten zu mangelndem Hungergefühl, ja gar nicht so selten zu völliger Appetitlosigkeit.

22. Auf welche körperlichen Veränderungen sollte ich besonders achten?

Im Gegensatz zu vielen anderen Erkrankungen werden Sie die Wiedererkrankung äußerlich kaum feststellen können. Nur bei wenigen Patienten sind nämlich sichtbare Lymphknotenveränderungen – häufig unter dem Schlüsselbein gelegen – erste Zeichen einer Wiedererkrankung.

23. Woran merke ich, daß die Lunge befallen ist?

Häufig merken Sie dies überhaupt nicht oder erst sehr spät. Aus diesem Grunde sind regelmäßige Nachsorgeuntersuchungen beim Arzt mit Röntgenuntersuchungen der Lunge notwendig. Husten, Heiserkeit, Kurzatmigkeit haben oftmals andere Ursachen, sollten jedoch dem Arzt mitgeteilt werden.

24. Woran merke ich, daß die Leber befallen ist?

Den Befall der Leber bemerken Sie, wenn überhaupt, sehr spät, weswegen der Arzt regelmäßig Ultraschalluntersuchungen vornehmen und Blutuntersuchungen veranlassen muß. Eine Gelbsucht, plötzlich auftretende Schmerzen im rechten Oberbauch, plötzlich auftretender Juckreiz oder nur schwer zu stillende Blutungen können gelegentlich die ersten Symptome sein, die an eine Leberstörung denken lassen.

25. Ich erhielt von meinem Arzt einen Tumornachsorgepaß ausgehändigt. Was ist das und was soll ich damit tun?

In diesem Paß sind wesentliche Daten Ihrer Erkrankung, Ihrer Erkrankungsgeschichte und die Untersuchungsergebnisse festgehalten. Die in der Nachsorge notwendigen Untersuchungen für Ihre Erkrankung finden Sie in diesem Paß. Sie sollten diesen Tumornachsorgepaß immer den betreuenden Ärzten zeigen, damit diese über die Voruntersuchungen informiert sind und keine Doppeluntersuchungen vornehmen. Sie sollten auch Ihre eigenen Befunde in dem Paß eintragen.

Für Sie ist der Tumornachsorgepaß auch so eine Art Fahrplan, der Sie an die Einhaltung der Nachsorgeuntersuchungstermine erinnern soll. Sie sollten die Termine sehr genau einhalten, um nicht Wesentliches zu verpassen! Einer der Hauptgründe für die Einführung derartiger Tumorpässe ist die Vorstellung, daß je früher eine Wiedererkrankung erkannt wird, desto größer die Behandlungschancen sind.

26. Wo erhalte ich den Tumornachsorgepaß?

Im allgemeinen stellt der Krankenhausarzt ihn aus. Falls nicht geschehen, so bitten Sie Ihren Hausarzt darum. Er kann ihn ggf. bei seiner Kassenärztlichen Vereinigung anfordern. Unter Umständen kann auch die Nachsorgeklinik einen derartigen Paß ausstellen.

27. Sollte ich die Nachsorgeuntersuchungen im Kranken-haus, bei meinem Hausarzt oder bei einem Fachmann (z. B. Onkologen oder Gastro-Enterologen) vornehmen lassen?

Derjenige sollte die Nachsorge durchführen, der Sie sowie Ihre Krankengeschichte und Ihre Krankheit am besten kennt und der die entsprechenden Untersuchungen durchzuführen vermag. Wichtig ist, daß Sie Vertrauen zu dem nachsorgen-den Arzt haben. Grundsätzlich können Sie natürlich jeden Arzt, auch Facharzt Ihres Vertrauens aufsuchen! Dies gilt allerdings häufig nicht für die Behandlung bei Klinikärzten, da diese ja in erster Linie für die Krankenhausbehandlung zuständig sind und von den gesetzlichen Krankenkassen nicht für die ambulante Versorgung zugelassen sind. Privatpatien-ten hingegen haben auch die Möglichkeit, Krankenhausärzte aufzusuchen.

6 Welche Behandlungsmöglichkeiten bestehen bei Wiederauftreten der Erkrankung?

Fragen zu Krankheitsrückfällen, Metastasen und deren Behandlung

1. Welche Behandlungsmöglichkeiten bestehen, wenn bei einer Nachsorgeuntersuchung Bösartiges festgestellt wird?

Das läßt sich nicht pauschal beantworten, da die Behandlung völlig unterschiedlich je nach Lokalisation und Ausdehnung des Rezidivs sein kann. Bei einigen Patienten kommt eine erneute Operation in Frage, bei anderen eine Lasertherapie, eine medikamentöse oder eine immunologische Therapie. Manchmal kann man sogar dann ganz auf eine Behandlung verzichten, wenn Tumoren sehr langsam wachsen, keine Beschwerden bereiten und die Nachteile der eventuellen Behandlungen stärker als die Vorteile sind.

2. Mein Vater ist an einem Magenkarzinom verstorben. Er bekam schon bald nach der Operation einen Rückfall (Rezidiv) und hatte monatelang furchtbare Schmerzen. Bis zu seinem Tode mußte er sich sehr quälen. Gibt es heute bessere Therapien gegen das Rezidiv? Werde ich später auch solche Schmerzen haben?

Gerade in der Rezidivtherapie sind in den letzten Jahren große Fortschritte erzielt worden. Dies betrifft auch bzw. insbesondere die Schmerzen. Es gibt heute so gute und so

nebenwirkungsarme Therapien und Schmerzmittel, daß
quälende Beschwerden in der letzten Lebensphase wirklich
die Ausnahme darstellen.

3. *Ist eine Heilung noch möglich, wenn bei der Spiegelung
(oder bei der Röntgenuntersuchung) ein bösartiger Befund
festgestellt wird?*

Wenn das Rezidiv nur auf die Magenwand begrenzt ist, also
sehr frühzeitig erkannt wird, so kann durch eine Operation
durchaus noch Heilung erzielt werden. Dies ist z. B. der Fall,
wenn sich das Rezidiv ausschließlich an der Operationsnarbe
befindet.

4. *Werde ich verhungern, wenn ich auf Grund des Rezidivs
nicht mehr essen kann?*

Dank der heutigen Therapiemöglichkeiten ist das zum Glück
nicht mehr der Fall. Sollte es zu einem Tumorrückfall im
Restmagen oder im Darm kommen und der Tumor die
Verdauungswege verschließen, so läßt sich heute mit Bougierung oder einem speziellen Tubus sowie durch Lasertherapie
oder ein Stoma die Darmpassage binnen kurzem wieder
herstellen. An einem Speiseröhrenverschluß braucht heute
niemand mehr Hungers zu sterben.

5. *Meine an Brustkrebs leidende Frau erlitt vor zwei Jahren
ein Rezidiv. Unter Hormontherapie ist sie weitgehend
beschwerdefrei. Können auch bei einem Magenkrebs-Re-
zidiv Hormone eingesetzt werden?*

Tatsächlich gibt es einige positive Erfahrungen mit Hormon-
therapien beim Magenkarzinom. Insgesamt sprechen diese
Tumoren auf eine Hormontherapie allerdings wesentlich
schlechter an als die Brustkrebserkrankung.

Gelegentlich gibt man gerne niedrig dosierte Hormone
(Kortison oder Gestagene). Sie zielen jedoch primär auf eine
Beseitigung der Appetitlosigkeit und des Untergewichts ab
und nicht auf eine Verkleinerung des Tumors.

6. *Kann statt einer Operation auch eine Strahlentherapie
durchgeführt werden?*

Die Strahlentherapie hat eine hemmende Wirkung auf die
Tumorzellen. Sie ist beim Magenkrebs allerdings wesentlich
weniger wirksam als bei anderen Krebsarten. Auch geht sie
mit beträchtlichen Nebenwirkungen einher, weswegen die
meisten Ärzte sie in der Rezidivtherapie von Magenkarzinomen nicht einsetzen. Es ist sehr schwierig, das Rezidiv
genau vom umgebenden gesunden Gewebe zu trennen und
gezielt zu bestrahlen. Die umliegenden gesunden Organe –
zum Beispiel Leber, Bauchspeicheldrüse, Milz, Lunge,
Speiseröhre – würden bei einer Bestrahlung zu stark geschädigt werden.

7. *Welche Behandlungsmöglichkeiten gibt es bei einer Leber-
metastasierung? Muß ich erneut operiert werden?*

Nein, eine Operation ist nur in Ausnahmefällen nötig. Heute
erfolgt die Therapie von Lebermetastasen mit Medikamenten (Chemotherapie). Es gibt inzwischen sehr viel effektivere
und auch nebenwirkungsärmere Zytostatika als früher. Ständig werden neue Zytostatika und immunologisch wirkende
Substanzen sowie Hormone gegen Metastasen entwickelt. Es

gibt viele Substanzen, die sich in der Pipeline (Versuchs-stadium) der forschenden Zentren befinden und sich in Zellkulturen und/oder in Tierversuchen als sehr erfolgver-sprechend erwiesen haben.

8. Welche Behandlung wird durchgeführt, wenn sich Ge-schwulstabsiedlungen im Knochen befinden?

Durch eine auf die Knochenherde begrenzte Bestrahlung läßt sich zumeist sehr schnell eine Schmerzfreiheit erzielen. Unter Umständen wird man diese Strahlentherapie mit einer medi-kamentösen Behandlung kombinieren.

9. Welche Behandlungsmöglichkeiten ergeben sich bei einem Befall der Lungen?

Man wird am ehesten eine medikamentöse Behandlung, eventuell auch Immuntherapie einsetzen. Bei Befall des Brustfells und Bildung von Wasser in der Brusthöhle wird man möglicherweise die Flüssigkeit punktieren und ein Zy-tostatikum injizieren. Das bereitet kaum Schmerzen. Eine Operation oder eine Strahlentherapie wird nur in Ausnahme-fällen notwendig sein.

10. Ich kenne mehrere Patienten, die kurz vor dem Tode eine Chemotherapie erhielten und trotzdem sehr bald danach verstarben. Die Chemotherapie hat damals die Qual der Patienten verstärkt.

Es gehört zu den bedauerlichsten Tatsachen, daß eine Chemotherapie häufig allzu unkritisch von unerfahrenen Ärzten in hoffnungslosen Situationen eingesetzt wird. Auch sind die Erwartungen nach einer Chemotherapie nicht nur von Patienten, sondern auch von manchen unerfahrenen Medizinern übersteigert. Aus Unwissenheit werden häufig falsche Ziele propagiert.

Leider hat die Deutsche Krebsgesellschaft bislang vergeblich die Forderung gestellt, daß nur onkologisch qualifizierte und erfahrene Ärzte eine Chemotherapie durchführen dürfen.

11. *Was ist unter* perkutaner endoskopischer Gastrostomie *(PEG) zu verstehen?*

Es handelt sich um eine relativ wirksame Methode zur Umgehung der zum Beispiel durch Tumorgewebe verschlossenen Speisewege, so daß die Zufuhr künstlicher Nahrung möglich ist.

Mit dem Gastroskop wird zwischen Magen bzw. dem Dünndarm und der Haut ein künstlicher Ausgang geschaffen, durch den die künstliche Sondennahrung gegeben wird. Diese Methode bewahrt den Patienten vor dem Verhungern. Sie ist eine Alternative zur Operation, zur Lasertherapie oder zur Tubusanlage.

Ähnlich ist die früher häufig angelegte *Witzelfistel*, bei der ein Katheter in das eröffnete Organ eingelegt und durch die Bauchwand geleitet wird.

12. *Wann bzw. warum wird ein Tubus gelegt?*

Hierunter versteht man die Anlage einer aus Plastik bestehenden rohrförmigen Prothese in die durch Tumorgewebe verschlossene Speiseröhre. Sie kann mit dem Ziel der Abdichtung gelegt werden, andererseits auch um einen Darmabschnitt für Nahrung durchgängig zu machen. Sie ist eine Alternative zur Operation, zur Laserbehandlung oder auch zur Bougierung; gelegentlich wird sie in Kombination mit Laserbehandlung oder Bougierung durchgeführt.

13. Was versteht man unter Bougierung?

Um einen drohenden Verschluß des Darms bzw. der Speiseröhre zu verhindern, wird das Gewebe an der gefährdeten Stelle mit einem Instrument (Bougie) durchstoßen. Wenn das Gewebe oder die Narbe erneut zuwächst, muß die Bougierung wiederholt werden.

14. Wann wird eine Laserbehandlung durchgeführt?

Mit der Laserbehandlung verfügen wir über eine sehr effektive und nebenwirkungsarme Möglichkeit, Tumoren in der Speiseröhre und im Magen zu beseitigen. Darüber hinaus kann eine Laserbehandlung sehr wertvoll sein zur Stillung von Blutungen.

Die Laserbehandlung kann allein oder gleichzeitig mit Anlage eines Tubus durchgeführt werden. Sie bedarf – wenn überhaupt – nur eines kurzzeitigen stationären Krankenhausaufenthaltes.

Nachteilig ist, daß eine Laserbehandlung allein häufig nicht ausreicht; vielmehr muß sie oftmals nach etwa 4–6 Wochen wiederholt werden. Wenn gleichzeitig ein Tubus gelegt wird, läßt sich dieses Intervall wesentlich verlängern.

15. *Wo kann ich etwas über die verschiedenen Außenseitermethoden und ihre Wirkung nachlesen?*

Die Bundesregierung hat 1981 die Deutsche Krebsgesellschaft beauftragt, ein Expertengremium einzuberufen, das die verschiedenen Heilmethoden mit unbewiesener Wirkung beschreibt. Die Arbeitsergebnisse können nachgelesen werden in: G. Nagel, D. Schmähl, D. K. Hossfeld (Hrsg.): Krebsmedikamente mit fraglicher Wirksamkeit. W. Zuckschwerdt Verlag München 1989 (4. Auflage).

Ebenfalls hat die Schweizerische Gesellschaft für Onkologie bzw. die Schweizerische Krebsliga eine Dokumentation über Methoden mit unbewiesener Wirkung in der Onkologie erstellt.

16. *Empfehlen Sie eine Frischzellenbehandlung gegen Lebermetastasen?*

Nein. Tödliche Zwischenfälle sind nach Injektionen von Frischzellen beschrieben worden. Es ist bislang hiernach auch weder eine Wirkung gegen Krebs, noch eine prophylaktische Wirkung zur Verhinderung einer Wiedererkrankung wissenschaftlich belegt worden. Bevor Sie zu derartigen alternativen Heilmethoden greifen, sollten Sie die klassischen Möglichkeiten der Lebermetastasen-Therapie mit Zytostatika oder die Hormontherapie nutzen.

17. *Was halten Sie von einer Therapie mit Mistelpräparaten gegen Knochenmetastasen (z. B. Iscador®, Helixor®, Plenosol®, Mistel)?*

Obwohl die Mistelpräparate seit über 60 Jahren in der unspezifischen Krebstherapie benutzt werden, liegen bislang doch kaum ausreichende klinische Studien vor, die von den Onkologen uneingeschränkt anerkannt werden. Zwar gibt es viele Einzelbeschreibungen und viele klinische Studien, die allerdings alle methodische Fehler aufweisen. Aus diesem Grunde haben sich die Mistelpräparate bislang in der offiziellen schulmedizinischen Therapie von Karzinomen nicht durchsetzen können.

Bei Skelettmetastasen sollte man vor dem Griff zu einer alternativen Heilmethode mit Mistelpräparaten die Möglichkeit der Strahlen- und/oder Hormontherapie nutzen. Beide Therapien wirken vorzüglich bei Skelettmetastasen, bremsen das Tumorwachstum und bewirken baldige Beschwerdelinderung.

7 Wie ernähre ich mich nach der Operation?

Fragen zur Diätetik

1. Wieviele Kalorien muß ein Magenoperierter täglich zu sich nehmen?

Der tägliche Kalorienbedarf eines Gesunden (also nicht Magenoperierten) beträgt ca. 40 Kcal/kg Körpergewicht/ Tag. Magenoperierte haben wegen der schlechteren Nahrungsausnutzung einen höheren Kalorienbedarf. Es ist verständlich, daß Magenoperierte mit chronischen Durchfällen und anderen Problemen besonders viele Kalorien brauchen. Dieser Bedarf beträgt etwa ein Drittel mehr.

Hieraus ergeben sich oft große Probleme, da der Magenoperierte ja häufig unter Appetitlosigkeit leidet, Abneigung gegen bestimmte Speisen verspürt und nur kleine Mahlzeiten verträgt. Wichtig ist der Hinweis, daß nicht das Volumen, nicht nur der Kalorienreichtum und die Nährstoffdichte, sondern auch die Nährstoffwertigkeit der Nahrung von entscheidender Bedeutung sind. Der Magenoperierte hat nämlich nicht nur einen erhöhten Kalorienbedarf, sondern braucht auch eine höherwertige und vielseitigere Nahrung als der Gesunde. Sie muß viele Vitamine, Eiweiße und andere wichtige Nährstoffe enthalten.

Etwa 20 % der Energiezufuhr sollten aus Proteinen, 30 % aus Fett mit einem Verhältnis mehrfach ungesättigter zu gesättigten Fettsäuren von 1:1 bestehen. Bei Bedarf ist MCT-Fettzulage nützlich. Der Kohlenhydratanteil sollte ca. 50 bis 60 % der zugeführten Energie betragen. Zur Vermeidung eines Spätdumping-Syndroms sollten die Kohlenhydrate überwiegend aus Oligo- und Polysacchariden bestehen. Ballaststoffe beschleunigen die Darmpassage, auch können sie den Zuckereinstrom in die Blutbahn verringern und so vor dem Spätdumping schützen.

2. Was ist unter MCT-Fetten zu verstehen?

Dies sind Fette mit hohem Gehalt an mittelkettigen Fettsäuren, die als intakte Moleküle in die Darmwand aufgenommen werden. Der Dünndarm hat eine sehr große Kapazität, diese Fette aufzunehmen. Durch ihren Einsatz kann die Fettausscheidung und damit der Energie- und Vitaminverlust über den Stuhlgang begrenzt werden. Der Einsatz empfiehlt sich allgemein zur Gewichtssteigerung, besonders jedoch bei Fettstühlen (Steatorrhö) und verminderter Wirkung von Bauchspeicheldrüsenfermenten.

Die Energieausbeute pro aufgenommenem Gramm MCT-Fett ist etwas geringer als bei anderen Fetten; auch zerfallen MCT-Fette bei Erhitzen über 200 Grad Celsius. Darum sollten sie vorwiegend als Streichfett und zur Anreicherung bereits gegarter Speisen verwendet werden.

Die Tagesmenge sollte langsam gesteigert werden, beginnend mit geringen Mengen zusätzlich zur Tageskost, da sonst Bauch- und Kopfschmerzen sowie Erbrechen die Folge sein können. Ratsam ist weiterhin die Verwendung von hochwertigen pflanzlichen Fetten, um den Bedarf an essentiellen Fettsäuren zu decken.

3. Wieviele Mahlzeiten empfehlen Sie täglich?

In den ersten Monaten, wenn Sie nur kleine Mahlzeiten vertragen, sollten Sie ca. 10mal täglich essen, nach 2 bis 3 Monaten 6–8mal und danach 4 bis 6 Mahlzeiten pro Tag einnehmen. Nach teilweiser Magenentfernung werden die meisten, nach totaler Magenentfernung nur wenige zum früheren Rhythmus von drei Mahlzeiten täglich zurückkehren können. Vergessen Sie nicht, daß wichtiger als die Häufigkeit der Mahlzeiten die Menge und der Gehalt an Nährstoffen sind. Das Essen kann nicht energiereich und nährstoffreich genug sein, was nicht mit dem Volumen der Mahlzeit zu verwechseln ist.

4. Welche Ernährung empfehlen Sie Magenkrebspatienten?

In der ersten Phase ist es ganz wesentlich, daß Ihr Körper wieder so gekräftigt wird, daß er genügend Abwehrkräfte bilden kann. Je weniger Sie abnehmen, desto besser für Sie, denn Unterernährung geht häufig mit verminderter Abwehr einher. Auch ist es sehr wichtig, daß Sie sich vielseitig ernähren, d. h. nicht nur unter dem Gesichtspunkt der Kalorien. Eine ausschließlich unter dem Gesichtspunkt der Kalorien aufgenommene Nahrung gefährdet Sie. Die Qualität der Nahrungsmittel in bezug auf Eiweiß, Fett, Kohlenhydrate, Vitamine und Mineralstoffwechsel muß stimmen! Auch sollte die Nahrung Ihren Körper nicht zu sehr belasten. Nehmen Sie kleine und verträgliche Mahlzeiten! Essen Sie lieber häufiger! Mit der Zeit werden Sie wissen, was Ihnen am besten bekommt!

In der zweiten Phase sollten Sie möglichst Vitamine, eisen- und kalziumhaltige Nahrung bevorzugen. Gepökeltes und Gegrilltes sollten Sie wegen des möglichen Nitrosamingehalts meiden.

Eine kalziumreiche Kost, eventuell auch Kalziumpräparate sind nicht nur aus Gründen der Osteoporose-Prophylaxe notwendig. Vielmehr sprechen einige Wissenschaftler dem Kalzium eine krebsschützende Wirkung zu.

5. *Seit der Operation habe ich keinen Appetit mehr. Woran*
   liegt das? Läßt sich dagegen etwas unternehmen? Was
   halten Sie von Appetitanregern?

Der Magen hat eine zentrale Funktion bei der Steuerung von
Appetit- und Hungergefühl. Nach seinem Verlust kommt es
zu Störungen dieser Steuerungsmechanismen. Hierfür ist der
Ausfall besonderer Hormone und Nervenimpulse verantwortlich. Bei vielen Patienten kommt es mit der Zeit zu einer
Anpassung; selten stellen sich allerdings Appetit- und Hungergefühl wieder wie früher ein.

Es ist wichtig, daß Sie trotz mangelnden Appetit- und
Hungergefühls regelmäßig essen. Die Wirkung vieler appetit-
anregender Tropfen beruht auf deren Alkoholgehalt. Die
»Magensäfte« werden hierdurch angeregt. Allzu viel dürfen
Sie von diesen Tropfen nicht erwarten. Wenn sie Ihnen gut
bekommen, so steht deren Einnahme allerdings nichts entge-
gen. Unsere Diätberaterin empfiehlt gerne zur Appetitanregung bitterstoffhaltige Teesorten wie zum Beispiel Wermut,
Bitterklee, Schafgarbe, Salbei.

Wir haben bei einigen Patienten gute Erfahrungen mit der
Empfehlung von Hormontabletten gemacht. Die Einnahme
dieser Hormontabletten muß allerdings wegen der möglichen Nebenwirkungen engmaschig vom Arzt überwacht
werden.

6. *Welche Speisen sollte ich meiden, nach welchen Speisen ist*
   mit Beschwerden zu rechnen?

Das ist individuell sehr verschieden. Ob und welche Beschwerden auftreten, hängt von dem Operationsverfahren
ab. Sie sollten alles einmal ausprobieren. Hierzu eignet sich
vorzüglich das stationäre Anschlußheilverfahren (AHB). Sie
werden hier intensiv von Diätassistentinnen und -beraterin-
nen überwacht, beraten und angeleitet.

Sie sollten ein »Diättagebuch« während des 4–6wöchigen Heilverfahrens führen. In diesem Tagebuch notieren Sie, was Sie gegessen und wie Sie das Essen vertragen haben (z. B. vermehrt Durchfall, Schmerzen, Blähungen, Übelkeit, Sodbrennen etc.). Mit den Ärzten und Diätberaterinnen besprechen Sie dann anhand dieses Tagebuchs Ihre Probleme.

Pauschal kann man allerdings sagen, daß Sie voluminöse Mahlzeiten, sehr heißes und sehr kaltes Essen sowie gegrillte, geräucherte, sehr süße oder salzige und auch fettige Speisen meiden sollten. Auch muß wegen des Fehlens der Magensäure auf eine hygienisch einwandfreie Zubereitung der Speisen geachtet werden, da das Risiko für Darminfekte und Durchfallerkrankungen höher ist.

7. Ich habe gehört, daß sich häufig Nitrat im Trinkwasser befindet und sich dieses magenkrebsfördernd auswirken kann.

Es ist richtig, daß man die schlechte Trinkwasserqualität in einigen Regionen Südamerikas für die dortige Häufigkeit von Magenkrebs verantwortlich macht. Der Nitrat- und Nitrosamingehalt soll im dortigen Brunnenwasser besonders hoch sein. Bei uns in Europa ist das Wasser weitgehend nitratarm und kann unbesorgt getrunken werden. Nitratgehalte von 50 mg/l sind für das Trinkwasser in der Bundesrepublik erlaubt.

8. Warum ist gründliches Kauen beim Essen so wichtig?

Dies ist nicht etwa nur wegen der Zerkleinerung der Speise wichtig, die ja infolge der fehlenden Magensäfte nicht mehr so leicht zerkleinert werden kann. Gründliches Kauen ist auch wichtig wegen der stärkeren Durchmischung mit Verdauungsfermenten während des Kauvorgangs. Diese werden von den Mundspeicheldrüsen abgesondert und dienen der Entlastung der Bauchspeicheldrüse. Auch ist die Gefahr einer Sturzentleerung und von Schmerzen nach gründlichem Kauen geringer, da sich dann der Dünndarm weniger rasch füllt und nicht so plötzlich gedehnt wird.

Häufig paßt die Zahnprothese bei starkem Gewichtsverlust nicht mehr. Es ist wichtig, daß Sie sie so früh wie möglich regulieren lassen, so daß gründlich gekaut werden kann.

9. Warum darf ich während des Essens nichts trinken?

Das Verbot betrifft nur diejenigen, die zu einer Dumping-Symptomatik neigen. Je größer nämlich das Nahrungsvolumen (dies wird durch zusätzliche Flüssigkeiten vergrößert) und je schneller die Füllung des Darms erfolgt, desto stärker sind die Dumping-Beschwerden.

10. Warum sollte ich nur im Sitzen, nicht im Liegen essen?

Auch diese Empfehlung gilt nicht für alle Patienten. Sie betrifft nur diejenigen, bei denen das Risiko eines Rückstaus des Darminhalts in die Speiseröhre gegeben ist. Im Gegenteil, bei drohender Dumping-Symptomatik kann eine horizontale Körperlage empfehlenswert sein, da hierdurch die Nahrung weniger schnell den Darm passiert.

11. Warum können viele Patienten so schlecht Fleisch vertragen?

Mehrere Gründe können hierfür angeführt werden: einer ist das fehlende Pepsin und die fehlende Magensäure, so daß das

Fleisch schwerer verdaut werden kann. Ein anderer Grund ist in den häufigen Schluckstörungen zu suchen. Kurzfaseriges und auch zerkleinertes Fleisch ist im allgemeinen besser verträglich.

12. *Ich habe gehört, daß die Abnahme der Magenkarzinom-häufigkeit parallel mit der Einführung der Tiefkühlkon-servierung einhergeht. Heißt dies, daß ich mich vorrangig von Tiefkühlkost ernähren sollte?*

Es ist zwar richtig und für manche erstaunlich, daß eine Parallelität der Magenkarzinomhäufigkeit mit der Einführung von Tiefkühlkost angenommen wird. Ihre Schlußfolgerung wäre jedoch falsch, ja sogar gefährlich, wenn Sie vorrangig zu Tiefkühlkost greifen würden, um das Wiedererkrankungsrisiko zu vermindern.

Vor der Einführung von Eisschränken und Tiefkühlkost bestand eine besondere Gefahr von Lebensmittelinfektionen. Nicht selten war die Nahrung von zum Beispiel Schimmelpilzen befallen. Diese bilden Mykotoxine und Aflatoxine, beides krebsfördernde Substanzen.

Auf die Konservierung mit Nitraten und spezielle Räucherverfahren kann man heute zunehmend verzichten. Parallel mit der Einführung von Tiefkühl- und anderen modernen Konservierungsverfahren wurden zunehmend frische Lebensmittel verzehrt. Auch stieg der Vitamin-C-Verbrauch, was sich schützend auswirken soll.

Für Sie sehr wichtig ist der Verzehr von möglichst viel Frischgemüse und Obst mit hohem Vitamin-C-Gehalt.

13. Seit der Operation kann ich keine Milch mehr vertragen. Woran liegt das? Was kann ich tun?

Vor allem nach totaler Magenentfernung klagen Patienten hierüber. Die Unverträglichkeit ist dadurch bedingt, daß der in der Milch enthaltene Milchzucker (Laktose) nicht genügend gespalten werden kann und es so zum Völlegefühl, zu Bauchkrämpfen und Durchfall kommt. Sollte dies der Grund sein, so empfehle ich laktosefreie bzw. laktosearme Diäten. Sie sind kommerziell erhältlich, aber können auch selbst zubereitet werden. Erfahrungsgemäß genügt in den meisten Fällen eine Einschränkung der Laktosezufuhr auf 5 g/Tag. Bei einer Laktoseeinnahme von mehr als 12 g/Tag stellen sich bei den meisten Patienten Symptome ein (siehe Tabelle 4).

Tabelle 4: Milchzucker-(Lactose-)Gehalte von Milch und Milchprodukten

Nahrungsmittel	Milchzuckergehalt in g/100 g Substanz
Kuhmilch	4,7
Kondensmilch, gesüßt	11,4
Vollmilchpulver	37,5
Buttermilch	4,4
Milchpulver aus entrahmter Milch	50,5
Speiseeis	6,7
Käse	ca. 2,0
Joghurt (sehr variabel)	ca. 6,6
Speisequark, jede Fettgehaltsstufe	ca. 2–3

Ein anderer Grund ist im Fehlen der Magensäure zu suchen.

Die meisten Patienten mit Milchunverträglichkeit können allerdings Joghurt, Quarkspeisen und Käse vertragen. Dies ist wegen ihres Eiweiß- und Kalziumgehaltes wichtig.

Wenn bei Ihnen der Magen vollständig entfernt wurde und Sie keine Milchspeisen vertragen, so sollten Sie in regelmäßigen Abständen Vitamine und Kalzium zusätzlich einnehmen. Ansonsten ist mit Nebenwirkungen wie z. B. einer vorzeitigen Knochenentkalkung zu rechnen.

14. Was halten Sie von einer Diättherapie mit Enzymen zur Krebsbehandlung bzw. zur Rezidivprophylaxe?

Die Möglichkeiten der Behandlung bereits bestehender Tumoren mit Enzymen sind sehr skeptisch zu beurteilen; gleichgültig, ob es sich um Organ- oder Pflanzenextrakte in ungereinigter Form oder in angereicherten Präparationen handelt. Eine systemische Wirkung ist übrigens schon allein deswegen unwahrscheinlich, weil die meisten dieser Enzyme im Magen-Darm-Trakt aufgelöst und zerstört werden. Ganz abgesehen von der fraglichen Wirksamkeit dieser Enzympräparationen, besteht auch bei ihrer Verwendung die Gefahr der Allergisierung. Schwere Zwischenfälle nach Einnahme von Enzympräparaten sind beschrieben worden.

Positive Auswirkungen einer prophylaktischen Behandlung mit Enzymen sind nicht zu erwarten. Natürlich trifft dies nicht auf die Therapie mit Bauchspeicheldrüsenfermenten zu. Diese Fermente werden zur Entlastung der häufig gestörten Bauchspeicheldrüsenfunktion gegeben. Sie dienen nicht etwa zur Prophylaxe, sondern sind zur Entlastung der Bauchspeicheldrüse und zur besseren Nahrungsausnutzung sowie Verdauung wichtig.

15. Soll ich zusätzlich Vitamine nehmen?

Nach totaler Magenentfernung kommt es zwangsläufig früher oder später zu einem Vitamin-B_{12}-Mangel. Aus diesem

Gründe erhalten Magenoperierte alle drei Monate eine Vitamin-B_{12}-Spritze (1000 µg). Die Tabletteneinnahme ist wirkungslos. Bei Magenteiloperationen besteht keine zwingende Notwendigkeit hierzu, sondern es muß hierüber individuell entschieden werden.

Nach totaler Magenentfernung und auch häufig bei den nach Billroth II operierten Patienten kommt es zu einem Kalziummangel. Dieser ist nicht nur bedingt durch mangelnde Kalziumaufnahme, sondern auch durch mangelnde Aufnahme von fettlöslichen Vitaminen. Ich empfehle daher allen total magenoperierten Patienten zumindest im ersten Jahr die zusätzliche Einnahme von fettlöslichen Vitaminen, insbesondere Vitamin D. Auch diese Vitamine, nämlich Vitamin A, D, E, K müssen gespritzt werden. Auch hier reicht die Gabe in etwa dreimonatigen Intervallen.

Vitamin C ist für die Beweglichkeit der Immunzellen unentbehrlich. Auch scheint Vitamin C bei Magenkarzinompatienten eine besondere Bedeutung zu haben. Ich empfehle allen Magenpatienten daher nicht nur eine besonders kalzium- und vitaminreiche Nahrung, sondern darüber hinaus auch bei besonderen körperlichen und geistigen Streßsituationen die prophylaktische Einnahme von Vitamin-C-Tabletten.

16. *Es heißt, daß häufiger Genuß von gesalzenen Speisen sowie gepökelten Lebensmitteln krebsfördernd sei. Das bedeutet doch, daß ich mich hiernach zu richten habe und möglichst salzfrei und Ungepökeltes essen sollte. Oder?*

Es trifft zwar zu, daß in Regionen – wie z. B. Japan – der hohe Verzehr von gesalzenem Reis, Fisch und gepökelten Lebensmitteln für die dort herrschende Magenkarzinomhäufigkeit mitverantwortlich sein soll. Meines Erachtens brauchen Sie sich allerdings weniger danach zu richten. Dies aus mehrerlei Gründen:

114

Zum einen wurde ja bei Ihnen ein Großteil des Magens – und damit das Risikoorgan – entfernt, und zum anderen ist die mögliche krebsfördernde Wirkung der erwähnten Speisen konzentrations- und zeitabhängig. Geringe Mengen, wie z. B. in chinesischen Restaurants, sind sicher unschädlich. Auch ist eine krebsfördernde Wirkung erst bei ständiger derartiger Ernährung, d. h. über mindestens 15–30 Jahre, zu erwarten.

17. Sollte ich zusätzlich Kalzium-Brausetabletten nehmen?

Eine kalziumreiche Nahrung ist sehr wichtig. Dies trifft insbesondere auf total magenoperierte Patienten zu, die keine Milch vertragen können. Bei ihnen ist das Risiko einer vorzeitigen Knochenentkalkung nämlich besonders groß. Zumindest diesen Patienten empfehle ich nicht nur die Einnahme von Kalzium-Brausetabletten, sondern auch von Vitamin D (eine Vigantolette ® pro Tag).

18. Einerseits soll ich viel Eiweiß zu mir nehmen, andererseits kann ich jedoch keine Milch vertragen. Was kann ich machen?

Joghurt- und Käseprodukte werden häufig wesentlich besser vertragen. Sie enthalten viel Eiweiß und Kalzium. Im übrigen unterliegen Sie einem Irrtum, wenn Sie davon ausgehen, daß nur in Milchprodukten Eiweiß enthalten sei. Schnell aufschließbares und hochwertiges Eiweiß liefern auch Getreide, Gemüse, Fisch, Fleisch sowie Eier.

19. *Einerseits sagen Sie mir, daß ich viel Kalzium zu mir nehmen soll, andererseits vertrage ich jedoch keine Milch, die ja besonders viel Kalzium enthält. Was kann ich machen?*

In der Tat ist die Gefahr eines Kalziummangels und damit einer Knochenentkalkung bei Milchunverträglichkeit besonders groß. Eine laktosefreie Diät enthält nämlich nur ca. 200 mg Kalzium/Tag, ein Liter Milch hingegen ca. 1200 mg Kalzium. Der tägliche Kalziumbedarf liegt bei 800 mg.

Sie können die Kalziumzufuhr steigern, ohne den Laktoseanteil zu erhöhen, indem Sie eine kalziumreiche Kost bevorzugen (Tabelle 5) und folgende Maßnahmen beherzigen:

- Durch Braten, Rösten und Schmoren von Nahrungsmitteln entstehen teilweise beträchtliche Verluste an Kalzium. Diese sind beim Kochen oder Dünsten sowie beim Backen und Grillen wesentlich geringer.
- Oxalsäure bindet Kalzium und entzieht es dem Körper. Sie befindet sich in hoher Konzentration z. B. in Rhabarber, schwarzem Tee, Spinat und Kakaopulver. Diese Lebensmittel sollten daher bei drohendem Kalziummangel gemieden werden.

20. *Warum vertragen viele Patienten kohlensäurehaltige Getränke so schlecht?*

Durch die Kohlensäure werden Restmagen bzw. Dünndarm gedehnt und Schmerzen verursacht. Dumping-Beschwerden können die Folge sein. Auch kommt es häufig zu Sodbrennen.

Tabelle 5: Kalziumgehalt in der Nahrung

Lebensmittel (verzehrbarer Anteil)	Portion in g	mg je Portion	Empfohlene Zufuhr (%)	
			männl.	weibl.
Milch und Milchprodukte				
Dickmilch; Kefir, 3,5% Fett	150	180	22,5	22,5
Joghurt aus Trinkmilch, 3,5% Fett	150	180	22,5	22,5
Joghurt, fettarm, 1,5% Fett	150	184,5	23	23
Joghurt aus Magermilch	150	187,5	23	23
Joghurt aus Trinkmilch, 3,5% Fett	175	210	26	26
Joghurt, fettarm, 1,5% Fett	175	215	27	27
Joghurt aus Magermilch	175	219	27	27
Buttermilch	200	218	27	27
Trinkmilch; H-Milch; 3,5%				
Rohmilch, Vorzugsmilch	200	240	30	30
Trinkmilch; H-Milch, fettarm, 1,5%	200	246	31	31
H-Milch; Trinkmilch, entrahmt	200	250	31	31
Käse, Hartkäse				
Chester (Cheddar), 50% Fett i.Tr.	45	364,5	46	46
Emmentaler, 45% Fett i.Tr.	45	459	57	57
Parmesan	45	580,5	73	73
Schnittkäse				
Edelpilzkäse, 50% Fett i.Tr.	45	405	38	38
Edamer, 45% Fett i.Tr.	45	305	38	38
Edamer, 30% Fett i.Tr.	45	360	45	45
Gouda, 45% Fett i.Tr.	45	369	46	46
Tilsiter, 30% Fett i.Tr.	45	373,5	47	47
Tilsiter, 45% Fett i. Tr.	45	386	48	48
Weichkäse				
Romadur, 20% Fett i.Tr.	45	168	21	21
Brie, 50%; Camembert 60% Fett i.Tr.	45	180	22,5	22,5
Limburgerkäse, 20%, 5% Fett i.Tr.	45	240	30	30
Camembert, 45% Fett i.Tr.	45	256,5	32	32
Camembert, 30% Fett i.Tr.	45	270	34	34
Schmelzkäse				
Schmelzkäse, 45% Fett i.Tr.	45	246	31	31
Brote				
Pumpernickel	175*	147	18	18
Gemüse				
Löwenzahnblätter, roh	100	173	22	22
Brunnenkresse, roh	100	180	22,5	22,5
Kohlrabi, roh	200	136	17	17
Bleichsellerie, roh	200	160	20	20
Porree (Knolle), roh	200	174	22	22
Broccoli, roh	200	226	28	28
Spinat, tiefgefroren	200	240	30	30
Spinat, roh	200	252	31,5	31,5
Grünkohl, roh	200	460	57,5	57,5

21. *Ich leide unter Dumping-Beschwerden. Lassen sich diese diätetisch beeinflussen?*

Ja. Die für die Dumping-Beschwerden verantwortliche vor-
schnelle Entleerung des Darminhalts kann durch Hinlegen
während oder nach der Nahrungszufuhr vermieden werden.
Weiterhin können durch häufige kleine Mahlzeiten sowie
durch die Vermeidung von Flüssigkeiten zum Essen die

Tabelle 6: Diätetische Maßnahmen beim Frühdumping-Syndrom

Vorsicht	Empfehlungen
● Keine Flüssigkeiten während oder kurz nach den Mahl-zeiten.	● Flüssigkeitsaufnahme sollte vor oder zwischen den Mahl-zeiten erfolgen.
● Keine hastigen Mahlzeiten.	● Langsames Essen, gründ-liches Kauen und Hinlegen nach dem Essen wirken sich günstig aus.
● Keine voluminösen Mahl-zeiten.	● Häufige kleine Mahlzeiten.
● Keine konzentrierten Zuk-ker-, Kochsalz- und Ami-nosäurenlösungen.	● Schlacken- und eiweißreiche Kost. Die Kalorienmenge sollte auf 6–8 kleine Mahl-zeiten über den Tag verteilt sein.
● Keine leicht aufspaltbaren Kohlenhydrate.	● Zusatz von natürlichen Füll- und Quellstoffen wie Guar (Glucotard) oder Pektinen.
● Keine heißen oder eiskalten Getränke.	● Normal temperierte Speisen.
● Keine Milch (wenn Milch-unverträglichkeit).	● Bei Milchunverträglichkeit Quark, Käse und Joghurt bevorzugen.
● Keine kohlensäurehaltigen Getränk (Bier, Mineralwasser, Sekt)	● Stille Wasser und Tees bevorzugen.

Beschwerden deutlich verringert werden. Auf die Suppe sollten Sie verzichten! Kohlenhydratreiche Mahlzeiten, wozu auch Gebäck, Süßigkeiten, Zucker und gesüßte Säfte gehören, sollten vermieden werden (s. auch Tabelle 6).

22. Wie läßt sich das Spätdumping diätetisch beeinflussen?

Die diätetische Therapie besteht in der Zufuhr kleiner Mahlzeiten und der Vermeidung großer Kohlenhydratmengen. Bevorzugen Sie ballaststoffreiche Kost! Guar und andere Quellstoffe können die Zuckerresorption verzögern und damit die Spätdumping-Symptomatik verhindern.

23. Was halten Sie von Astronautenkost?

Hierunter versteht man eine hochenergetische Zusatzkost.

Diese bedarfsdeckenden Diäten sind Zubereitungen aus chemisch definierten Grundbausteinen der Nährstoffe. Der Fettanteil ist stark reduziert. Diese Diäten gewährleisten eine qualitativ und mengenmäßig ausreichende Zufuhr aller lebensnotwendigen Nährstoffe und eine ausreichende Energiezufuhr. Mit ihrer Hilfe ist selbst nach totaler Magenentfernung eine optimale Bedarfsdeckung möglich.

Bei vorliegender Milchzuckerunverträglichkeit ist dies bei der Auswahl der Zusatzkost zu berücksichtigen. Ebenso sind bei ausgeprägten Fettstühlen Produkte mit hohem MCT-Fettanteil zu bevorzugen.

24. *Im Krankenhaus wurde mir die Einnahme einer konzen-*
triertenZusatzkost zum Gewichtsaufbau (z. B. Astronau-
tenkost) empfohlen. Die Krankenkasse hält das offen-
sichtlich nicht für nötig und möchte die Kosten hierfür
nicht übernehmen.

Sie werden mit der Erstattung kaum Schwierigkeiten haben,
wenn die Zusatznahrung medizinisch indiziert ist, d. h. ärztlich rezeptiert und begründet wurde. Die Kassen verlangen
eine derartige Begründung. Bitten Sie Ihren Arzt um ein
derartiges Attest.

25. *Ich muß künstlich ernährt werden, nachdem bei mir eine*
Fistel bzw. eine Gastroenterostomie (P.E.G.) angelegt
wurde. Die Sondenkost ist unentbehrlich, leider jedoch
recht teuer. Wird die Kasse die Kosten übernehmen?

Wenn die Notwendigkeit der Sondenkost ärztlich indiziert
und attestiert wurde, muß die Kasse die Kosten übernehmen.
Bitten Sie Ihren Arzt, ein Attest entsprechend dem Muster in
Abbildung 6 auszufüllen.

26. *Sie sagen, daß ich viel Obst und Gemüse essen soll. Ich*
kann allerdings Obst schlecht vertragen.

Kalzium, Eisen und Vitamine sind gerade für Magenkarzinompatienten außerordentlich wichtig. Sie sind in Milch,
aber auch in Frischgemüse, Salat und Obst enthalten. Viele
Patienten vertragen Obst schlecht. Dies trifft vorwiegend auf
säurehaltige Obstsorten zu.
   Sie sollten Obst und Gemüse mit niedrigem Säuregehalt
bevorzugen (Tabelle 7). Eingemachtes wird häufig besser
vertragen, ist jedoch weniger vitaminhaltig. Kaffee und Hül-

MUSTER

FÜR EIN ÄRZTLICHES ATTEST ZUR VORLAGE BEI DER KRANKENKASSE

Für Patienten, mit liegender Sonde

Versicherte/r: . . . .

Geburtsdatum: . . . .

Anschrift: . . . .

ÄRZTLICHES ATTEST

Herr/Frau befindet sich zur Zeit im . . . .

DIAGNOSE:. . . . .

Wegen der schwerwiegenden Grunderkrankung der/des Patientin/en mußte am . . . . im Krankenhaus . . . . eine Ernährung mit einer . . . . Sonde eingeleitet werden, um hierüber eine ausreichende Nährstoffzufuhr sicherzustellen.

Diese Ernährung kann ambulant durchgeführt werden. Der stationäre Krankenhausaufenthalt kann durch diese Maßnahme beendet werden.

Arzt/Klinik

Abbildung 6

Tabelle 7: Säuregehalt von Obst und Gemüse (Angaben in mg/ 100 g eßbarer Anteil)

Gemüse	Äpfel-säure	Zitro-nen-säure	Obst	Äpfel-säure	Zitro-nen-säure
Kartoffel	90	520	Apfel	500	16
Meerrettich	680	—	Birne	170	140
Möhren	295	50	Aprikose	1000	400
Rote Rübe	35	195	Kirsche, süß	940	—
Broccoli	120	210	–, sauer	1800	—
Kopfsalat	—	15	Mirabelle	890	—
Rhabarber	1250	130	Pfirsich	330	240
Rosenkohl	200	350	Pflaume	1220	35
Spargel	95	60	Reneclaude	1250	—
Spinat	40	25	Brombeere	900	18
Weißkraut	300	100	Erdbeere	140	870
Zwiebel	170	20	Heidelbeere	850	520
Aubergine	170	10	Himbeere	40	1720
Bohne, grün	180	25	Johannisbeere	290	2070
Gurke	240	20	–, schwarz	410	2880
Kürbis	200	5	Preiselbeere	260	1100
Paprika	60	260	Stachelbeere	720	720
Tomate	35	440	Weintraube	540	20
Zucchini	—	—	Rosinen	2300	2300
Zuckermais	30	20	Ananas	90	630
			Apfelsine	160	1060
			Avokado	—	—
			Banane	360	270
			Dattel	1300	—
			Feige	—	—
			Grapefruit	180	1370
			Mango	75	300
			Zitrone	—	4900
			Zuckermelone	50	75

(Quelle: Nährwerttabelle Souci-Fachmann-Kraut 1987)

senfrüchte werden im allgemeinen schlecht, Spinat, Kartoffeln, gekochtes Gemüse und gekochtes Gemüse als Salat
zubereitet hingegen gut vertragen.

27. Darf ich Alkohol trinken?

Alkohol ist sehr kalorienhaltig. Insofern ist nichts dagegen
einzuwenden, ja gelegentlich auch zur Appetitanregung zu
empfehlen. Allerdings wird Alkohol häufig nicht vertragen.
Dies trifft insbesondere auf hochprozentige Alkoholika wie
Schnäpse zu, von deren Genuß abgeraten werden muß.

Nach Wein mit relativ hohem Säureanteil (z. B. Riesling)
kommt es häufig zu Sodbrennen (vgl. Tabelle 8); Müller-
Thurgau, die Neuzüchtungen und besonders die Rotweine
werden häufig besser vertragen.

Bei Bier kann die niedrige Temperatur und besonders die
Kohlensäure Beschwerden bereiten. Gut bekömmlich und
sehr nährreich ist abgestandenes Bier. Gegen Malzbier ist
natürlich nichts einzuwenden, ja es ist wegen seines Kalorien-
und Vitamingehaltes zu empfehlen.

Wenn Sie Bier, Rotwein oder auch Weißwein vertragen, so
bestehen hiergegen keine Einwände. Sie sollten allerdings
wissen, daß schon nach geringem Alkoholgenuß häufig ein
vorzeitiger Alkoholeffekt zu erwarten ist.

Tabelle 8: Diätetische Ratschläge bei Sodbrennen (Refluxösophagitis)

Vorsicht	Empfehlungen
● Keine Mahlzeiten kurz vor dem Hinlegen oder im Liegen einnehmen	● Bevorzugung fettarmer Nahrungsmittel und Zubereitungsverfahren
● Keine voluminösen Mahlzeiten	● Ca. 6 Mahlzeiten am Tag, wobei abends am wenigsten gegessen werden sollte
● Keine fetten Speisen	
● Keine stark gewürzten Speisen	● Fein vermahlene Getreide und Brote
● Keine kohlensäurehaltigen Getränke	● Mild gewürzte Speisen
● Keine intensiven Fruchtsäfte	● Leicht verdauliche, weiche Speisen z. B. Frikassee, Gehacktes, Fisch, Eierspeisen, Melone, Kaltschale, Gurkengemüse, Avokados, Nudeln, Kartoffeln etc.
● Keine bzw. nur grob zerkleinerte rohe Früchte und Gemüse	
● Keine stark gesalzenen Nahrungsmittel	
● Wenig Pfeffer, Paprika, Muskat, Zimt, Pfefferminz	● Milde Fruchtsäfte
● Keine hochprozentigen alkoholischen Getränke	● Kräutertees: Anis, Fenchel, Malve (kein Pfefferminz, Schafgarbe, Salbei)
● Keine extrem heißen und kalten Nahrungsmittel	● Zum Würzen: Thymian, Basilikum, Oregano, Lorbeer
● Kein Nikotin	
● Wenig Kaffee	
● Keine Rieslingweine	

8 Wie verhalte ich mich in meiner Umgebung?

Fragen zu Familie, Umfeld und Selbsthilfegruppen

1. Wie sollte ich mich meinen Angehörigen gegenüber verhalten?

Sie sollten offen über Ihre Probleme sprechen und sie nicht verheimlichen. Im übrigen können Sie davon ausgehen, daß Ihre Angehörigen sicherlich mit den Ärzten gesprochen haben und über Ihr Krebsleiden informiert sind.

Zumindest in den ersten Monaten werden Sie wegen der Schwäche weitgehend von der Hilfe Ihrer Familie und Ihrer Umgebung abhängig sein. Lassen Sie sich helfen; später wird es Ihnen einmal besser gehen und Sie werden wieder unabhängiger sein.

Auch wenn es Ihnen schwerfällt, so flüchten Sie sich nicht in die Isolation, sondern suchen Sie vielmehr den Kontakt zu Ihren Familienangehörigen und den Bekannten. Zwingen Sie sich zur Anteilnahme, auch wenn dies nur für einige Minuten ist und es Sie sehr anstrengt.

2. Sie sagen immer wieder: Nicht aufgeben, nicht den Mut verlieren, gegen die Krankheit ankämpfen! Kann ich dies allein überhaupt schaffen?

Für einen Alleinstehenden ist dies besonders schwer, gerade für diejenigen, die eine derart schwere Operation hinter sich haben. Die Gefahr der Resignation und Isolation ist bei magenoperierten Patienten daher besonders groß. Dieser Gefahr müssen Sie aus dem Wege gehen. Sie müssen die schützende Gemeinschaft der Familie, des Bekannten- und Freundeskreises suchen, damit diese Ihnen helfen und Sie vor dem Grübeln bewahren.

In einigen Regionen haben sich vom Krebs Betroffene zu Selbsthilfegruppen zusammengeschlossen, um sich gegenseitig zu helfen. Viele Krebskranke berichten, daß sie erst durch die Unterstützung der Schicksalsgefährten in einer Selbsthilfegruppe wieder die Kraft fanden, weiterzuleben und ihr Schicksal zu meistern.

Sollte eine derartige Selbsthilfegruppe in Ihrer Region sein, so versuchen Sie, Kontakt aufzunehmen.

3. *Man hört heute so viel von den Selbsthilfegruppen, in denen die Betroffenen sich gegenseitig Tips geben und helfen sollen. Gibt es derartiges auch für meine Erkrankung? Können Sie mir Adressen nennen?*

Mir sind keine Adressen von Selbsthilfegruppen geläufig, in denen ausschließlich Magenkrebspatienten organisiert sind. Es gibt jedoch viele Selbsthilfegruppen, in denen Patienten mit unterschiedlichen Tumorerkrankungen zusammenkommen.

Derartige Selbsthilfegruppen sind in allen größeren Städten und auch in vielen ländlichen Regionen vertreten. Die Adressen können Sie erfahren über den **Krebsinformationsdienst (KID), Postfach 101949, Im Neuenheimer Feld 280, 6900 Heidelberg, Telefon: 06221/419121** (siehe auch Anhang »Wichtige Adressen«).

4. Warum empfehlen Sie mir, einer Selbsthilfegruppe beizu-
treten? Was geschieht eigentlich in den Selbsthilfegrup-
pen? Wird in diesen Gruppen nur über die Krankheit
gesprochen?

Ich empfehle nicht etwa jedem Patienten, aber doch sehr
vielen, einer Selbsthilfegruppe beizutreten. Ich empfehle auch
nicht etwa jede Selbsthilfegruppe, da die Gruppen eine
teilweise sehr eigene individuelle Ausrichtung haben.
Manchmal rate ich sogar dann von einer Gruppe ab, wenn
diese das Vertrauen zum behandelnden Arzt und zur Schulmedizin erschüttert. Sie sollten daher auf jeden Fall den Arzt
Ihres Vertrauens nach seiner Meinung fragen, bevor Sie einer
Selbsthilfegruppe beitreten. Es gibt einige grundsätzliche
Gemeinsamkeiten der Selbsthilfegruppen. Dies betrifft zum
Beispiel das Wesen der Selbsthilfe, die davon ausgeht, daß
Gemeinsamkeit stärker macht. Durch diese Gemeinsamkeit
soll das Selbstwertgefühl der Patienten gestärkt werden; der
Patient soll eine aktive Haltung zu sich, seiner Erkrankung
und der Umwelt einnehmen.

Die Mitglieder einer Selbsthilfegruppe kennen die Erkrankung aus eigenem Erleben. Es gelingt ihnen daher häufig
besser, Mitbetroffenen bei seelischen und sozialen Problemen
beizustehen.

Durch Aktivitäten verschiedenster Art zeigen die Selbsthilfegruppen, daß auch nach einer Krebserkrankung ein
sinnvolles und erfülltes Leben möglich ist. Die krankheitsbedingte Isolation kann so leichter überwunden und mit
wiedergewonnenem Selbstwertgefühl der Weg in ein normales Leben gebahnt werden.

Bei der Mehrzahl der Gruppen finden neben Kranken-
hausbesuchen, Einzelgesprächen und telefonischer Beratung
regelmäßige Gruppentreffen statt. Die Gestaltung dieser
Treffen reicht vom Erfahrungsaustausch über Freizeitgestal-
tung, z. B. gemeinsamem Besuch kultureller Veranstaltungen
bis hin zu medizinischen oder allgemeinbildenden Vorträgen.
Es versteht sich von selber, daß ein reger Erfahrungsaus

tausch über Fragen der Diätetik, sozialrechtliche Probleme, Kuren, Prophylaxe etc. stattfindet. In vielen Gruppen wird auch gemeinsam Sport getrieben (z. B. Schwimmen, Wandern, Gymnastik, Yoga etc.). Gelegentlich werden auch Ausflüge, oftmals zu Nachsorgekliniken oder Sanatorien, orthopädischen Werkstätten und pharmazeutischen Betrieben unternommen.

Dem tatkräftigen Engagement der Mitglieder, insbesondere dem der Gruppenleiter/innen ist es zu verdanken, daß viele Gruppen einen hohen medizinischen bzw. sozialrechtlichen Wissensstand haben. Um einen aktuellen Informationsstand zu ermöglichen, werden Informationsschriften verteilt und spezielle Ansprechpartner, z. B. Ärzte aus Akut- und Nachsorgekliniken, niedergelassene Ärzte, Psychologen und Versicherungsfachleute zu den Gruppentreffen eingeladen. Durch enge Zusammenarbeit mit Tumornachsorgekliniken, Beratungsstellen, Sozialstationen und Kliniksozialdiensten sind die Selbsthilfegruppen ein wichtiges Bindeglied zwischen den Erkrankten und den beratenden Einrichtungen.

5. *Ich bin mit der Behandlung durch meinen Arzt unzufrieden und möchte gerne den Arzt wechseln. Der von mir bevorzugt konsultierte Arzt hat jedoch keine Kassenzulassung.*

Alle Krankenkassenmitglieder können frei unter den niedergelassenen Ärzte wählen. Wenn in einem Quartal ein Arzt mit Krankenschein in Anspruch genommen wurde, kann man nicht mehr zu einem anderen mit der gleichen Fachrichtung wechseln. Häufig gibt es jedoch keine Probleme mit den Kassen, entschließt man sich trotzdem zu diesem Schritt.

Ist ein Arzt nicht zur kassenärztlichen Versorgung zugelassen, darf er nur in Notfällen aufgesucht werden. Ansonsten müssen die Behandlungskosten vollständig vom Patienten getragen werden.

Als freiwilliges Mitglied einer Ersatzkasse mit Einkommen oberhalb der Pflichtversicherungsgrenze können Sie Ihren Arzt wie ein Privatpatient in Anspruch nehmen. Von der Kasse werden in der Regel aber nur die Honorare vergütet, die bei einer Behandlung mit Krankenschein fällig geworden wären. Andere Krankenkassen haben sich diesem Vorgehen bereits angeschlossen. Fragen Sie, wenn Sie Details wissen wollen, auf jeden Fall bei Ihrer Kasse nach.

9 Welche Nachsorgebetreuungen gibt es?

Fragen zu Rehabilitations- und Nachsorgekliniken

1. Was versteht man unter Rehabilitation für Magenkrebs-kranke?

Ziel der Rehabilitation ist es, die krankheits- oder therapie-bedingten körperlichen, seelischen, aber auch sozialen und beruflichen Probleme so weit zu verringern oder zu kompen-sieren, daß die durch die Krebserkrankung und/oder notwen-dige Therapie benachteiligten Patienten trotz bzw. mit ihrer Behinderung optimal am familiären, sozialen und beruf-lichen Leben teilnehmen können.

Um Krebspatienten das Leben zu erleichtern, Benachteili-gungen auszugleichen und den Umfang eventueller Pflege-bedürftigkeit zu verringern und eine größere Unabhängigkeit von Fremdhilfe zu ermöglichen, wurden Gesetze geschaffen. In diesen Gesetzen, die vorwiegend im Sozialgesetzbuch und im Rehabilitationsangleichungsgesetz festgehalten sind, wer-den die medizinischen, psychosozialen und beruflichen Hil-fen für Behinderte festgehalten.

2. Wer bezahlt die für eine Rehabilitation notwendigen Maß-nahmen?

Leistungsträger der Rehabilitation sind die Rentenversiche-rungen, die Knappschaft, die Bundesanstalt für Arbeit und seit 1974 auch die gesetzlichen Krankenversicherungen. Bei

Beamten kann die medizinische Rehabilitation mit der Beihilfe finanziert werden. Falls keine dieser obigen Institutionen sich finanziell für zuständig erklärt, kommt als Auffangträger auch das Sozialamt in Frage.

Die Rentenversicherungsträger können sich an den Unkosten der Rehabilitation der Tumorpatienten beteiligen, die nicht mehr im Erwerbsleben stehen. Es handelt sich hierbei um eine »Kann-Bestimmung« und nicht um eine »Muß-Bestimmung«.

3. *Nach dem Akutkrankenhausaufenthalt kam mein an einem Herzinfarkt erkrankter Ehemann in eine Rehabilitationsklinik, wo er sich sehr gut erholte. Er lernte dort auch, mit den später auf ihn zukommenden Problemen besser zurechtzukommen. Gibt es Rehabilitationskliniken auch für Krebskranke?*

Ja, derartige spezielle Rehabilitationskliniken gibt es für Krebspatienten. Ihre Aufgaben sind vergleichbar mit denen von Rehabilitationskliniken für zum Beispiel Unfallverletzte, Herzinfarkt und andere Erkrankungen, die entweder chronischer Natur sind oder beträchtliche Auswirkungen auf das spätere Leben haben. Eine umfassende Behandlung einer Magenkrebserkrankung ist heute undenkbar ohne Rehabilitation, d. h. Vorbereitung auf die nach der Erkrankung folgenden Probleme. Diese Vorbereitungen beginnen spätestens nach der Operation in einer Rehabilitationsklinik (AHB- oder Tumornachsorgeklinik). Hier erfolgt die Rehabilitation in besonders konzentrierter Form, muß jedoch zu Hause weitergeführt werden.

4. Gibt es Rehabilitationskliniken speziell für Magenkrebs-patienten?

Es gibt tatsächlich einige Tumornachsorgekliniken, die sich in der Bundesrepublik vorrangig mit Rehabilitationsproblemen von Patienten mit Magen-Darm-Erkrankungen befassen. Es ist sinnvoll, daß Sie sich an derartig spezialisierte Nachsorgekliniken wenden, da Ihre Probleme in einer Nachsorgeklinik z. B. für Brustkrebserkrankte weniger kompetent gelöst werden können. Die Adressen derartiger Rehabilitationskliniken können Sie über Ihren Arzt erfahren oder über die Rentenversicherungsanstalten.

5. Welches sind die Voraussetzungen für die Bewilligung eines stationären Heilverfahrens (landläufig auch Kur genannt)?

Voraussetzung hierfür sind das Vorliegen einer Karzinomerkrankung und die Erwartung, daß durch die Kur eine Besserung im medizinischen, psychischen, sozialen oder im beruflichen Bereich eintreten wird.

Ein Vorstadium (Präkanzerose) gilt nicht als Begründung.

Benötigt wird eine ärztlich bescheinigte »Kurfähigkeit« (bzw. Rehabilitationsfähigkeit). Rehabilitationsfähigkeit besteht dann, wenn eine Besserung zu erwarten ist. Pflegebedürftigkeit, zu erwartende Verschlechterung des Krankheitsbildes oder mangelnde Bereitschaft zur Rehabilitation schließen die Bewilligung eines stationären Heilverfahrens aus.

In der Regel können drei Nachsorgekuren innerhalb eines Dreijahreszeitraumes gewährt werden. Die erste Kur sollte unbedingt innerhalb eines Jahres nach erfolgter Operation, Strahlen- oder Chemotherapie der Primärerkrankung durchgeführt werden.

Kommt es zu einem Rückfall der Erkrankung bzw. zur Metastasenbildung, setzt ein erneuter Dreijahreszeitraum, d.h. eine erneute mögliche Bewilligung von drei Kuren ein.

6. *Was muß ich tun, um ein stationäres Heilverfahren (Kur, AHB) zu beantragen?*

Wenn Sie schon zu Hause sind, so stellt der Hausarzt den Antrag auf eine stationäre Krebsnachsorge-Heilbehandlung. Er wendet sich hierzu an die zuständige gesetzliche Krankenkasse oder die jeweilige Rentenversicherung.

Die Krankenkasse oder der Rentenversicherungsträger entscheiden dann, ob, wann und wo das stationäre Heilverfahren (die Kur) durchgeführt wird.

Befinden Sie sich noch in der Klinik und soll möglichst bald im Anschluß an den Klinikaufenthalt ein Heilverfahren erfolgen, so entscheidet der Krankenhausarzt in Absprache mit einer AHB-Klinik seiner Wahl, wann und wo Sie die Kur durchführen. Er telefoniert mit der AHB-Klinik, bespricht mit den dortigen Ärzten die bei Ihnen vorliegende Problematik und vereinbart einen Aufnahmetermin. Die AHB-Klinik wiederum verpflichtet sich zu einer Aufnahme spätestens 14 Tage nach der Entlassung. Sie überprüft auch, ob die rechtlichen Voraussetzungen vorliegen. Auch diese »Kuren« werden von der jeweiligen Rentenversicherung oder Kasse genehmigt und finanziert.

7. *Mein Hausarzt hat mir zu einer Kur geraten; ich fühle mich auch so elend, daß ich mir viel von einer derartigen Kur verspreche. Ich habe mich bislang jedoch niemals von meinem Ehemann getrennt. Kann ich meine Angehörigen mit in die Kur nehmen?*

Ein gemeinsamer Kuraufenthalt beider Ehepartner kann ermöglicht und organisiert werden. In den meisten Kliniken können Ehe-/Lebenspartner zum Selbstkostenpreis mitaufgenommen werden.

8. Was ist unter einer Nachsorgeklinik zu verstehen?

Hier wird die stationäre Nachsorge durchgeführt. Die frühere Bezeichnung »Kur« wird den heutigen Aufgaben und Möglichkeiten nicht mehr gerecht.

Nachsorgekliniken sind weder mit Akutkliniken, noch mit Sanatorien, Erholungsheimen oder Kurheimen zu vergleichen. Die Tumornachsorgekliniken, zu denen onkologische AHB-Kliniken oder auch onkologische Rehabilitationskliniken zählen, sind auf die Probleme von Tumorpatienten spezialisiert. Sie sind ein Bindeglied zwischen dem Akutkrankenhaus und dem niedergelassenen Hausarzt, also zwischen stationärer und ambulanter Weiterbetreuung. Onkologisch erfahrene Ärzte arbeiten hier zusammen mit Psychologen, Sozialarbeitern, Diätberaterinnen und -assistentinnen, Physiotherapeuten, Krankengymnastinnen, Schmerztherapeuten, Arbeitsmedizinern und Berufsberatern.

Die psychosoziale Betreuung hat in den Tumornachsorgekliniken eine herausragende Bedeutung. Nirgendwo sonst findet man ein derartig umfassendes Angebot rehabilitativer Hilfen und Leistungen. Nirgendwo sonst können die Patienten besser lernen, ihre Krankheit zu akzeptieren und mit ihren Beeinträchtigungen zu leben. Die auf diese Aufgaben spezialisierten Nachsorgekliniken sollten nicht mit auf Erholung ausgerichteten Sanatorien gleichgesetzt werden.

9. *Gibt es Rehabilitationskliniken, in denen in erster Linie die psychischen Probleme von Krebspatienten behandelt werden?*

In der Tat gibt es einige Rehabilitationskliniken, die sich neben der medizinischen, sozialen und beruflichen Problematik besonders auf die Hilfe psychischer Probleme spezialisiert haben. Nähere Informationen erfahren Sie über Ihren Hausarzt, die Rentenversicherungsträger oder die Arbeitsgemeinschaft für Krebsbekämpfung (Adressen im Anhang). Es gibt darüber hinaus auch Tumornachsorgekliniken, die sich auf spezielle psychische Probleme wie z. B. Alkoholkrankheit oder Drogenabhängigkeit spezialisiert haben.

10. *Empfehlen Sie Rehabilitationskliniken in Wohnortnähe oder Kliniken weit weg von zu Hause?*

Sollten Sie ausschließlich Erholung und Vergessen suchen, so ist eher eine wohnortferne Rehabilitationsklinik angemessen. Die meisten dieser Nachsorgekliniken liegen in landschaftlich sehr schönen Gegenden. Naturgemäß lassen sich allerdings viele rehabilitative Aufgaben – insbesondere die medizinischen, sozialen und beruflichen Aufgaben – häufig nur schwer wohnortfern lösen. Sollten derartige Probleme bei Ihnen im Vordergrund stehen, so sind wohnortnahe Rehabilitationskliniken vorteilhafter. Häufig besteht in diesen Kliniken auch ein besserer Kontakt zu den Hausärzten und zu den Akutkliniken. Auch können die Angehörigen Sie besuchen, können erste Kontakte zu den Selbsthilfegruppen hergestellt werden und kann der Sozialarbeiter schnellere und wirksamere Hilfe in die Wege leiten. Berufliche Fragen und Probleme lassen sich in Zusammenarbeit mit Arbeitgeber oder Betriebsärzten besser lösen.

11. *Welche Kosten entstehen mir bei einer Rehabilitations-*
kur (stationäre Heilmaßnahme, stationäre Tumornach-
sorge)?

Wird die Rehabilitationsbehandlung von einem Rentenversicherungsträger bewilligt, muß der Versicherte seit 1. 1. 1991
eine Eigenleistung von DM 10,– pro Kurtag für längstens
14 Tage/Kalenderjahr entrichten. Die Fahrtkosten ent-
fallen.

Wenn die Leistung der Krankenkasse einer Krankenhausbehandlung gleichzusetzen ist oder sich an diese ergänzend
anschließt, so beträgt die Zuzahlung ebenfalls DM 10,– je
Kalendertag für längstens 14 Tage. Die innerhalb des Kalen-
derjahres bereits geleistete Zuzahlung wird angerechnet.

12. *Können Sie mir einige Kur- und Nachsorgekliniken emp-*
fehlen? Wo kann ich eine Adressenliste der Tumornach-
sorgekliniken erhalten?

Grundsätzlich entscheiden die Leistungsträger (Rentenversicherung, Krankenkassen bzw. Arbeitsgemeinschaft für
Krebsbekämpfung in Nordrhein-Westfalen) darüber, welche
Nachsorgeklinik die für Sie geeignetste ist. Häufig wird
allerdings dann Ihren Wünschen stattgegeben, wenn diese
begründet sind. Zumeist hat Ihr Arzt oder zumindest der
Sozialarbeiter eine Adressenliste von AHB- und Tumornachsorgekliniken. Wenn nicht, so ist eine derartige Adressenliste
bei der Arbeitsgemeinschaft für Krebsbekämpfung in Nordrhein-Westfalen (Bochum, Königsallee 175), über die BfA
(Berlin, Postfach) oder über die für Sie zuständige LVA zu
erhalten.

Die Nachsorgekliniken sind über ganz Deutschland verstreut. Sie sollten sich bei der Wahl immer die Frage stellen,
welche der zahlreichen Kliniken Ihren Rehabilitationsproblemen am ehesten gerecht wird. Es gibt auf der einen Seite

Kliniken, die eher sanatoriumsartig aufgebaut sind, in denen jedoch ein geringeres spezifisches medizinisch-onkologisches, psychisches, soziales oder berufliches Rehabilitations-Know-how angeboten wird.

Es gibt andererseits hochspezialisierte onkologische Rehabilitationskliniken, die auf Ihre medizinischen, psychischen, sozialen oder gar beruflichen Probleme bestens eingehen können. Auf keinen Fall sollten Sie in der »Nachkur« nur die Möglichkeit einer weitgehend kostenfreien Erholung sehen!

13. *Mein Hausarzt hat mir empfohlen, möglichst bald im Anschluß an den Klinikaufenthalt in eine Tumornachsorgeklinik zu gehen. Eigentlich würde ich viel lieber nach Hause fahren, wo ich mich sehr gut erholen kann und wo ich gut versorgt bin. Ich möchte einmal nichts mehr von Ärzten und Krankheit und erst recht nichts von Krebskrankheit hören. In diesen Tumornachsorgekliniken wird doch sicherlich der Krebs das Hauptgesprächsthema sein.*

Wenn Sie ausschließlich erholungsbedürftig sind, so sollten Sie wirklich nicht in eine Nachsorgeklinik fahren, sondern ein Sanatorium oder eine Kurklinik aufsuchen oder gar zu Hause bleiben.

Wenn es jedoch gilt, andere Probleme aufzuarbeiten bzw. wenn Sie medizinischen oder anderen fachlichen Rat und Hilfe brauchen, so ist eine Tumornachsorgeklinik vielleicht doch besser für Sie!

Mit Erholung allein ist es sicherlich nicht getan; gerade Magenoperierte brauchen eine intensive, individuelle diätetische Beratung und Schulung. Abgesehen von der Diätetik können die Tips Erfahrener und auch Mitbetroffener den Patienten das Leben wesentlich erleichtern. Diese Tips kommen von Ärzten, Diätberaterinnen und nicht zuletzt auch von den Mitpatienten.

Ich kann verstehen, daß Sie von Ihrer Erkrankung nichts mehr hören und keine »weißen Kittel« mehr sehen wollen. Andererseits dürfen Sie einen Aufenthalt in einer Tumornachsorgeklinik nicht mit einem Erholungsaufenthalt gleichsetzen, in dem Sie all das vergessen sollen, was geschehen ist und was möglicherweise auf Sie zukommt. In einer stationären Tumornachsorge geschieht wesentlich mehr als Erholung!

10 *Welche sozialen Hilfseinrichtungen gibt es?*

Fragen zu sozialer Rehabilitation, häuslicher Versorgung und Behindertenausweis

1. Was ist unter sozialer Rehabilitation für Krebspatienten zu verstehen?

Hierunter versteht man Rehabilitationsmaßnahmen mit dem Ziel, den durch die Krebserkrankung und/oder die Therapie Behinderten in die Gesellschaft zu integrieren. Pflegebedürftigkeit soll verringert, ja nach Möglichkeit verhindert werden. Es soll Hilfe durch Selbsthilfe angeregt und einer größeren Abhängigkeit von Fremdhilfe vorgebeugt werden. Das Ziel sozialer Rehabilitationsmaßnahmen läßt sich am besten mit dem Schlagwort charakterisieren »Reha vor Pflege«! Die möglicherweise gestörten zwischenmenschlichen Beziehungen sollen wiederhergestellt bzw. verbessert werden. Der infolge der Krankheit sozial behinderte Patient soll nicht von der Leistungsgesellschaft ausgesondert werden, sondern deren aktives Mitglied bleiben.

Die für die soziale Rehabilitation gewährten Hilfen sind im Sozialhilfegesetz festgelegt. Hierbei geht das Bundessozialhilfegesetz von dem Grundsatz aus, daß prinzipiell die sozialen Hilfen vom einzelnen selber bezahlt werden müssen. Dies bedeutet, daß alle persönlichen Ressourcen ausgenutzt werden müssen, bevor die staatlichen Hilfen einsetzen. Motivation zur Eigenhilfe und Hilfe zur Selbsthilfe haben einen ganz hohen Stellenwert in der sozialen Rehabilitation. Das Gestaltungsprinzip der sozialen Hilfen ist also ein anderes als das des Versicherungsprinzips.

Soziale Rehabilitationshilfen sollten in den Akutkrankenhäusern, besonders in den Tumornachsorgekliniken und
auch später zu Hause erteilt werden.

2. Wer sind die institutionellen Ansprechpartner in der sozialen Rehabilitation?

Wichtigste Partner in der sozialen Rehabilitation sind die
Spitzenverbände der Freien Wohlfahrtspflege und die ihnen
angeschlossenen Organisationen und Einrichtungen (zum
Beispiel Diakonisches Werk, Caritas, Deutsches Rotes Kreuz,
Arbeiterwohlfahrt, Innere Mission, Deutscher Paritätischer
Wohlfahrtsverband). Ferner gibt es die Bundesarbeitsge-
meinschaft Hilfe für Behinderte (Landesarbeitsgemeinschaft)
als Zusammenschluß der Betroffenen und ihrer Organisa-
tionen. Es gibt aber auch weitere private und gewerbliche
Einrichtungen und schließlich Selbsthilfegruppen.

Der wichtigste Ansprechpartner für soziale Rehabilitationsmaßnahmen sind die Sozialarbeiter. Sie sind leider noch
viel zu selten in den Akutkrankenhäusern zu finden; in den
meisten AHB- und Tumorkliniken, bei den Krankenkassen
und Rentenversicherungsträgern stehen Ihnen jedoch Sozialarbeiter zur Beratung und Hilfe zur Verfügung.

3. Durch die Operation bzw. durch die Krebstherapie fühle ich mich so geschwächt, daß ich nur mit Mühe meinen Haushalt bewältigen kann. Leider kann mir niemand aus meiner Familie helfen. Sicherlich wird das einmal alles wieder besser werden, aber wissen Sie nicht kurzfristig Abhilfe?

Zwei Abhilfemöglichkeiten bieten sich grundsätzlich an.
Zum ersten sollten Sie bzw. Ihr Arzt die Möglichkeit einer

stationären Heilmaßnahme in Erwägung ziehen. In den Nachsorgekliniken, in denen die stationären Heilverfahren durchgeführt werden, können und sollen dann die weiteren Weichen für eine spätere optimale soziale Versorgung zu Hause gestellt werden. Es gibt zahlreiche Hilfen für zu Hause, die Pflegebedürftigkeit bzw. Krankenhaus- oder Pflegeheimaufenthalt verhindern sollen. Die Sozialarbeiter besprechen mit Ihnen und Ihren Angehörigen die Situation und leiten – falls notwendig – entsprechende Hilfen vor Ort ein.

Die zweite Möglichkeit ergibt sich durch Hilfen begleitender Beratungs- und Betreuungsinstitutionen. Einige Krankenkassen haben für ihre an Krebs erkrankten Versicherten und deren Angehörige einen hauseigenen sozialen Dienst eingerichtet, der allerdings nur Hilfe vermittelt.

Behilfliche Institutionen sind die Verbände der Freien Wohlfahrtspflege (Deutscher Caritasverband, Deutsches Rotes Kreuz, Zentrale Wohlfahrtsstelle der Juden in Deutschland, Diakonisches Werk, Deutscher Paritätischer Wohlfahrtsverband und andere). Das Spektrum der angebotenen sozialen Hilfen ist weit gefächert:

● Hilfe bei der Haushaltsführung
● Einkaufen durch Zivildienstleistende
● Haushaltshilfe durch Fachkräfte
● Medizinische Hilfe durch examinierte Kräfte
● Essen auf Rädern
● Hausnotrufdienst
● Behindertenindividualbetreuung

Diese Palette möglicher Hilfen wird in jüngster Zeit ergänzt durch Haus- und Krankenpflegedienste, die auf privater (wirtschaftlicher) Basis arbeiten oder einem freien Träger zugeordnet sind. Informationen und eine Adressenliste der Sozialstationen können bei den jeweiligen Länderministerien für Arbeit und Gesundheit, beim Gesundheitsamt oder beim **Informations- und Beratungsdienst der Deutschen Krebshilfe (Thomas-Mann-Str. 40, 5300 Bonn 1, Telefon 02 28/ 7 29 90-72)** angefordert werden.

Häufig können auch die Selbsthilfegruppen der Region informieren und Hilfen in die Wege leiten. Sie wissen mitunter sogar am besten, welche der zahlreichen Hilfsinstitutionen und -organisationen sich für Sie erfolgreich einsetzen läßt.

4. Wozu dient der Schwerbehindertenausweis?

Mit Hilfe des Schwerbehindertenausweises sollen einige der durch die Erkrankung und Behandlung entstandenen Nachteile ausgeglichen werden.

Dieser Ausgleich geschieht auf mehreren Ebenen und ist nicht zuletzt abhängig von dem festgestellten Grad der Behinderung (GdB).

5. Können Sie mir einige Vergünstigungen für Schwerbehinderte nennen?

Zu den Vergünstigungen zählen:
- erhöhter Kündigungsschutz am Arbeitsplatz
- Beschleunigung des Eintritts des Renten- bzw. Pensionsbezuges (mit Vollendung des 60. Lebensjahres)
- Überstundenbefreiung (auf Wunsch)
- Anspruch auf Zusatzurlaub von 5 Tagen pro Jahr bei einer 5-Tage-Arbeitswoche
- bevorzugte Abfertigung bei Behörden
- je nach Höhe des zuerkannten GdB diverse Steuererleichterungen. So kann ein Pauschbetrag jährlich steuermindernd geltend gemacht werden (der Pauschbetrag beträgt bei einem GdB von 100 = DM 2760,– pro Jahr)
- Vergünstigungen bei der Benutzung öffentlicher Verkehrsmittel, Bäder, Museen etc.

6. Was muß ich tun, um einen Schwerbehindertenausweis zu erhalten?

Sie sollten den Antrag möglichst bald nach der Operation beim zuständigen Versorgungsamt stellen, obwohl er auch noch später beantragt werden kann. Die Bearbeitungsdauer erfordert durchschnittlich 2–6 Monate. Vordrucke für den Antrag können beim zuständigen Versorgungsamt (im Telefonbuch unter V) angefordert werden. Zur Beschleunigung des Verfahrens können dem Antrag ärztliche Unterlagen beigefügt werden. Das Versorgungsamt fordert im allgemeinen jedoch zusätzliche Unterlagen von den angegebenen Ärzten, Krankenhäusern, Tumornachsorgekliniken und Trägern der Sozialversicherung an und erstellt hierauf einen Feststellungsbescheid. Dieser Feststellungsbescheid enthält den Grad der Behinderung (GdB).

Natürlich kann der Grad der Behinderung im Verlauf der Zeit geändert werden; und zwar nach oben genauso wie nach unten. Bei einer Verschlechterung bzw. bei einer höhergradigen Behinderung muß unverzüglich ein Antrag erfolgen. Im allgemeinen gilt der Schwerbehindertenausweis für die Dauer von 5 Jahren. Die Gültigkeitsdauer kann dann auf Antrag nach erneuter Prüfung höchstens zweimal um je 5 Jahre verlängert werden.

7. Welche Bedeutung und welche Vorteile haben die einzelnen Kennbuchstaben im Schwerbehindertenausweis?

Einige Vergünstigungen werden nur bei besonderen Kennbuchstaben vergeben. Dies richtet sich nach der Art der Behinderung. Es bedeuten:

G = erhebliche Gehbehinderung
aG = außergewöhnliche Gehbehinderung
H = Hilflosigkeit
Bl = Blindheit

RF = aus gesundheitlichen Gründen nicht in der Lage, an
öffentlichen Veranstaltungen teilzunehmen
B = auf Begleitperson angewiesen

Die Kennbuchstaben sind mit folgenden Vergünstigungen
verbunden:

Beim *Kennbuchstaben* **G** können die öffentlichen Verkehrsmittel im Umkreis von 50 km kostenlos benutzt werden. Diese Wertmarke gilt ein Jahr lang. Alternativ besteht
eine Kfz-Steuerermäßigung von 50% und eine Kfz-Versiche-
rungsreduzierung um 12,5%.

Beim *Kennbuchstaben* **aG** können die öffentlichen Verkehrsmittel ohne Zuzahlung benutzt werden. Dieser Kenn-
buchstabe gilt für Personen, die sich auf Grund der Schwere
ihres Leidens außerhalb ihres Kraftfahrzeuges nur mit fremder Hilfe bewegen können. Das Merkzeichen ist Voraussetzung für die Ausstellung eines Parkausweises. Der Grad der
Behinderung spielt hierbei keine Rolle. Es besteht eine Kfz-
Steuerbefreiung sowie bei Vollkaskoversicherung ein Prä-
miennachlaß von 25%.

Beim *Kennbuchstaben* **RF** bestehen eine Befreiung von der
Rundfunk- und Fernsehgebührenpflicht sowie eine Ermäßi-
gung der Fernsprechgrundgebühren.

Beim *Kennbuchstaben* **B** ist die Begleitperson bei öffentlichen Verkehrsmitteln frei.

Beim *Kennbuchstaben* **H** bestehen beträchtliche steuer-
liche Vergünstigungen, so zum Beispiel DM 7200,– Steuer-
freiheit jährlich.

8. Wann bekommt man das Merkzeichen **H** *Hilflosigkeit?*

Dieses Merkzeichen bedeutet, daß ständig fremde Hilfe in
erheblichem Umfange nötig ist. Es setzt voraus, daß infolge
von Gesundheitsstörungen – die nicht nur vorübergehender
Art sind – für die gewöhnlichen und regelmäßig wieder-

kehrenden Verrichtungen im täglichen Leben fremde Hilfe benötigt wird. Solche gewöhnlichen und regelmäßig wieder-kehrenden Verrichtungen sind An- und Auskleiden, Nah-rungsaufnahme, Körperpflege, Notdurft; dazu die notwen-dige körperliche Bewegung und geistige Anregung.

Hilflosigkeit liegt auch vor, wenn die Hilfe zwar nicht ständig geleistet werden, aber in dauernder Bereitschaft sein muß, weil sie häufig und plötzlich wegen akuter Lebens-gefahr notwendig ist.

Der Umfang fremder Hilfe muß erheblich sein. Dies ist der Fall, wenn sie dauernd für zahlreiche Verrichtungen im Tagesablauf beansprucht wird. Hilfe für Einzelverrichtungen genügt nicht, auch wenn diese lebensnotwendig sind.

9. Wann bekommt man das Merkzeichen G?

Diese Beeinträchtigung ist gegeben, wenn Sie infolge einer Einschränkung des Gehvermögens, aber auch durch innere Leiden und infolge von Anfällen oder Störungen der Orien-tierungsfähigkeit nicht ohne erhebliche Schwierigkeiten oder nicht ohne Gefahren für sich oder andere, Wegstrecken im Ortsverkehr zurücklegen können, die üblicherweise noch zu Fuß zurückgelegt werden.

Diese Voraussetzungen sind im allgemeinen erfüllt bei Funktionsstörungen der Beine oder der Lendenwirbelsäule, die für sich einen GdB von wenigstens 50 bedingen, ebenso wie bei Störungen der Orientierungsfähigkeit mit erheblicher Beeinträchtigung der Bewegungsfähigkeit. Auch bei Seh-behinderung mit einem GdB ab 70, bei Schwerhörigkeit, bei hirnorganischen Anfällen, wenn die Anfälle überwiegend am Tage auftreten, kommt das Merkzeichen G zur Geltung.

10. Was ist unter dem Merkzeichen aG zu verstehen?

Dieses Merkzeichen ist bei Personen anzunehmen, die sich wegen der Schwere ihres Leidens dauernd nur mit fremder Hilfe oder nur mit großer Anstrengung außerhalb ihres Kraftfahrzeuges bewegen können.

Eine solche Gleichstellung rechtfertigen auch Krankheiten des Herzens und der Atmungsorgane, wenn die Einschränkung der Herzleistung oder der Lungenfunktion, jeweils für sich allein, einen GdB von wenigstens 80 bedingt.

11. Was bedeutet das Merkzeichen B?

Dieses Merkzeichen ist bei Schwerbehinderten anzunehmen, die wegen ihrer Behinderung zur Vermeidung von Gefahren für sich oder andere bei Benutzung öffentlicher Verkehrsmittel regelmäßig auf fremde Hilfe angewiesen sind. Hierzu gehören notwendige Hilfen beim Ein- und Aussteigen, während der Fahrt oder zum Ausgleich von Orientierungsstörungen.

12. Meine Nachbarin hat auch einen Schwerbehindertenausweis. Sie darf – im Gegensatz zu mir – hiermit kostenlos Zugfahren. Wie kommt das?

Neben dem Grad der Behinderung enthält der Behindertenausweis auch unter Umständen die Merkzeichen G oder aG. G bedeutet erheblich gehbehindert und aG bedeutet außergewöhnlich gehbehindert. Hierbei ist zu berücksichtigen, daß die Einschränkung des Gehvermögens nicht etwa nur durch Behinderungen an den Beinen bedingt sein muß, sondern daß eine Einschränkung des Gehvermögens auch durch innere Leiden oder durch Orientierungsstörungen oder durch Anfallskrankheiten begründet sein kann. Offensichtlich hat Ihre Nachbarin einen Schwerbehindertenausweis mit dem Merkzeichen aG. Denn nur diese erheblich gehbehinderten Patienten können ebenso wie Bezieher von Arbeitslosenhilfe, Sozialhilfe und Kriegsopferfürsorge die für eine Freifahrt im öffentlichen Nahverkehr gültige Wertmarke unentgeltlich beziehen. Kostenlos erhältlich ist die Wertmarke auch bei den Ausweismerkzeichen H (Hilflosigkeit) oder Bl (Blindheit) und wenn gleichzeitig das Merkmal G bei diesen Patienten verzeichnet ist. Wohlgemerkt, diese Vergünstigungen gelten nur für den Nahverkehr; im Fernverkehr muß der volle Fahrpreis entrichtet werden.

Schwerbehinderte mit einem GdB von mehr als 75 von 100 können allerdings – unabhängig vom Alter – einen Seniorenpaß erwerben und somit Fahrpreisermäßigungen von 50% erhalten; das gleiche gilt für Bezieher von Erwerbsunfähigkeitsrenten oder bei vorgezogenem Altersruhegeldbezug.

Eine unentgeltliche Beförderung einer Begleitperson im Nah- und Fernverkehr ist dann möglich, wenn die Notwendigkeit einer ständigen Begleitung durch die Eintragung B im Ausweis vermerkt ist.

Im innerdeutschen Flugverkehr wird bei Merkzeichen B eine Begleitperson des Schwerbehinderten unentgeltlich befördert (nähere Informationen in der Broschüre »Reisetips für behinderte Fluggäste« der Deutschen Lufthansa AG).

13. Wer legt den Grad der Behinderung (GdB) fest?

Der Grad der Behinderung (GdB) ist nach Zehnergraden abgestuft und liegt zwischen 20 und 100. Maßgeblich ist, daß der GdB wenigstens 50 beträgt, da erst dann ein Ausweis ausgestellt wird.

Die Feststellung des Grades der Behinderung trifft nicht etwa der Hausarzt, sondern das Versorgungsamt oder die Versorgungsärztliche Untersuchungsstelle. Falsch ist, wenn

Sie den GdB mit einer Minderung der Arbeits- oder Berufs-
fähigkeit gleichsetzen. Zwar entsprechen die Prozentsätze der
ehemaligen »Minderung der Erwerbsfähigkeit« (MdE) dem
heutigen GdB. Der GdB enthält jedoch keinerlei Aussage
über die Leistungsfähigkeit am Arbeitsplatz. Theoretisch
können Sie einen GdB von 100 haben und dennoch voll
berufs- oder erwerbsfähig sein! Auch sagt der GdB nichts
über die Art und das Ausmaß des Krebsleidens aus.

*14. Ich bin der Meinung, daß ich vom Versorgungsamt falsch
eingestuft wurde. Was kann ich tun, damit ich den mir
zustehenden Schwerbehindertenausweis erhalte?*

Gegen den Feststellungsbescheid können Sie innerhalb eines
Monats nach dessen Bekanntgabe Widerspruch einlegen. Für
den Beginn der Widerspruchsfrist gilt als Datum der Post-
stempel (Briefumschlag aufheben!) zuzüglich 3 Tagen. Der
Widerspruch kann schriftlich oder mündlich (»zur Nieder-
schrift«) beim Versorgungsamt, bei der Krankenkasse oder
beim Bürgermeisteramt geltend gemacht werden. Selbstver-
ständlich muß der Widerspruch begründet werden.

Reicht die Zeit der Widerspruchsfrist (»zur Fristwah-
rung«) für eine ausführliche Begründung des Widerspruchs
nicht aus, so genügt zunächst die Mitteilung, daß gegen den
Bescheid Widerspruch erhoben wird und daß eine ausführliche Begründung folgt.

Haben sich die Behinderungen wesentlich geändert, kann
beim Versorgungsamt ein Antrag auf »Neufeststellung« der
Behinderung eingereicht werden. Die Voraussetzungen werden dann geprüft, ähnlich wie beim Erstantrag.

Auf Grund dieser Überprüfung kann das Versorgungsamt
auch mit einer Anhörung reagieren. Diese wird dann erlas-
sen, wenn sich der GdB im Rahmen einer Heilbewährung
usw. zuungunsten des Antragsstellers verändert. Der An-
tragsteller kann dann neue ärztliche Befunde einreichen. Ihm

wird Gelegenheit gegeben, sich innerhalb eines Monats zu den für die Entscheidung erheblichen Tatsachen zu »äußern«.

15. Hat der Schwerbehindertenausweis auch Nachteile?

Der Schwerbehindertenausweis soll grundsätzlich nur Vorteile bringen. Es sollte allerdings auch auf eventuelle unerwünschte Nachteile hingewiesen werden, die erfahrungsgemäß leider insbesondere bei jungen Erwerbstätigen bzw. bei in der Ausbildung Befindlichen vorkommen können. So können sich zum Beispiel Schwierigkeiten bei der Berufswahl, beim Berufswechsel und im beruflichen Fortkommen ergeben. Dies entspricht zwar in keinerlei Hinsicht den Absichten des Gesetzgebers, jedoch leider den Erfahrungen. Übrigens muß ein »Behinderter« bei der Bewerbung angeben, ob er als »Behinderter« gemeldet ist und welchen GdB er hat. Tut er dies nicht, so kann das Arbeitsverhältnis gelöst werden.

16. Ich fühle mich zwar körperlich gesund. Seit der Krebserkrankung habe ich jedoch beträchtliche seelische Probleme. Wird dies bei der Feststellung des GdB berücksichtigt?

Ja. Der Begriff des Grades der Behinderung bezieht sich auf die Behinderung in allen Lebensbereichen und schließt die Auswirkungen im allgemeinen Erwerbsleben ebenso ein wie Schmerzen und seelische Beeinträchtigungen. Der Grad der Behinderung soll ein Maß darstellen für den Verlust körperlicher, geistiger oder seelischer Intaktheit.

17. *Was ist unter dem Begriff der »Heilungsbewährung« zu
    verstehen?*

Bei Krebspatienten wird normalerweise der GdB nur für
einen begrenzten Zeitraum der Heilungsbewährung gewährt. Im allgemeinen beträgt dieser Zeitraum 5 Jahre. Ist in
diesem Zeitraum kein Rezidiv aufgetreten und eine weit-
gehende Verbesserung der körperlichen, geistigen oder seelischen Behinderungen eingetreten, so kann der GdB zurück-
gestuft werden.

18. *Auf Grund eines Unfalls hatte ich schon einen GdB von
    30. Ich weiß, daß im allgemeinen Magenkrebspatienten
    einen GdB von mindestens 50 zugestanden wird. Addie-
    ren sich jetzt die GdB?*

Nein, eine Addition der Einzelgrade ist nicht statthaft. Vielmehr sind maßgebend die Auswirkungen in ihrer Gesamtheit
und ihre wechselseitigen Beziehungen untereinander. Diese
können voneinander unabhängig sein und verschiedene Le-
bensbereiche betreffen.

Im allgemeinen pflegt das Versorgungsamt die schwersten
Behinderungen zugrunde zu legen und der Reihe nach zu
prüfen, ob und gegebenenfalls inwieweit die jeweilige Behinderung das Gesamtausmaß vergrößert. Geringwertige
Gesundheitsstörungen mit einem GdB von 10 führen im
allgemeinen nicht zu einer wesentlichen Zunahme der Ge-
samtbeeinträchtigung; auch dann nicht, wenn mehrere sol-
cher geringwertigen Störungen nebeneinander bestehen. Bei
leichten Behinderungen entsprechend einem Grad von 20 ist
ebenfalls vielfach eine Erhöhung des Gesamt-GdB nicht
berechtigt.

19. Ich bin Ausländer und lebe in Deutschland. Gilt für mich auch das Schwerbehindertengesetz?

Das Schwerbehindertengesetz beschränkt sich nicht nur auf Deutsche, sondern schließt in der Bundesrepublik lebende oder arbeitende Ausländer oder Staatenlose mit ein. Nach EG-Bestimmungen müssen darüberhinaus alle Staatsangehörigen aus den EG-Staaten mit den Deutschen auch im Schwerbeschädigtenrecht gleich behandelt werden. Alle Behinderten ohne Rücksicht auf Herkunft oder Staatsangehörigkeit haben Anspruch auf die besonderen gesetzlichen Schutzmaßnahmen.

20. Welche Maßnahme steht mir zur Verfügung, falls ich plötzlich hilflos werde, aber kein Telefon habe?

Wer allein lebt, behindert ist oder einfach nur zu den Menschen gehört, die rechtzeitig »für alle Fälle« vorsorgen wollen, kann in seinem Wohnbereich (privater Haushalt, Seniorenheim, Altenwohnanlage) ein Hausnotrufsystem installieren lassen.

Ein Beispiel, wie es jeden Tag Realität werden kann: Sie sind zu Hause in Ihrer gewohnten Umgebung und werden von plötzlichem Unwohlsein befallen, eine körperliche Schwäche – Hilfe wäre notwendig. Einen Arzt anzurufen oder auch nur Angehörige oder Nachbarn zu verständigen, wäre Ihnen unmöglich geworden. Das Telefon wäre nicht erreichbar, eine bekannte Rufnummer nicht mehr zu finden. Hier hilft der Hausnotrufdienst.

Durch einen einfachen Knopfdruck auf einen Sender (»Funkfinger«), den Sie ständig bei sich tragen müssen, wird in der Einsatzzentrale des Notrufdienstes Alarm ausgelöst und der Alarmgeber sofort festgestellt. Diese Zentrale ist personell Tag und Nacht besetzt. In Absprache mit Ihnen liegen dort Informationen über persönliche Daten und Er-

krankungen vor. So kann im Alarmfall darum ohne Verzö-
gerung angemessene Hilfe eingeleitet werden.

Beantragt werden kann dieses Hausnotrufsystem bei Ret-
tungsdiensten, wie zum Beispiel der Johanniter-Unfallhilfe,
die es auch installiert. Die Sozialstationen, die DRK-Kreis-
verbände und eventuell die Deutsche Bundespost können
Auskunft geben über weitere Anbieter in Ihrem Wohnbereich. Die Kosten müssen selbst getragen werden. Bei
geringem Einkommen und bei Bezug von laufender Hilfe
zum Lebensunterhalt sollte ein Antrag auf Kostenbeteiligung
beim Sozialamt gestellt werden.

21. *Die Krebserkrankung hat meine sämtlichen Planungen*
    über den Haufen geworfen, so auch meine Finanzen. Ich
    stehe finanziell vor dem Nichts und weiß nicht, wie es
    weitergehen soll. An wen kann ich mich in meiner Not
    wenden?

Sie sollten sich in Ihren Nöten an den Sozialarbeiter wenden,
der Ihnen möglicherweise Hilfsinstitutionen nennen kann.
So ist zum Beispiel die Deutsche Krebshilfe (Thomas-Mann-
Str. 40, 5300 Bonn 1, Telefon 0228/7299072) mit einer
einmaligen Unterstützung gerne behilflich, wenn Sie in eine
finanzielle Notlage geraten sind, wenn sich Ihr Einkommen
erheblich verringert hat oder wenn Ihre Zahlungsverpflich-
tungen bestehen bleiben oder ggf. zusätzliche Ausgaben
infolge der Erkrankung anfallen.

Sollten Sie von vor der Erkrankung her noch finanzielle
Verpflichtungen haben wie zum Beispiel Ratenzahlungen
oder Versicherungsprämien, so sollten Sie sich mit dem
entsprechenden Gläubiger in Verbindung setzen. Er wird sich
häufig – und muß es im übrigen auch häufig – mit einer
»Umverschuldung« zufriedengeben. Möglicherweise sollten
Sie auch Sozialhilfe beanspruchen. Hierfür empfiehlt es sich,
einen Antrag beim Sozialamt zu stellen, nachdem Sie entspre-

chende Auskunft und Beratung beim Sozialamt, bei den Wohlfahrtsverbänden oder zum Beispiel auch bei den Selbsthilfegruppen eingeholt haben.

Grundsätzlich soll die Sozialhilfe dann einsetzen, wenn alle anderen zur Hilfe Verpflichteten ihrer Pflicht nicht nachkommen. Zu letzteren gehören zum Beispiel Kinder gegenüber ihren Eltern und Ehepartner. Letzteres kann auch nach einer Scheidung der Fall sein.

Im allgemeinen braucht die Sozialhilfe nicht zurückgezahlt werden. Hiervon gibt es jedoch Ausnahmen: So können zum Beispiel Geldleistungen vom Sozialamt auch als Darlehen gewährt werden. Dies geschieht vor allem dann, wenn es sich nur um vorübergehende Notlagen (bis 6 Monate) handelt.

Sollte sich dann jedoch herausstellen, daß die Notsituation andauert, so kann das Sozialamt auf die Rückzahlung des Darlehens verzichten. Eine Leistung als Darlehen kommt zum Beispiel auch dann in Betracht, wenn von einer Verwertung des Vermögens deswegen abgesehen wird, weil sie unwirtschaftlich wäre.

Wenn ich sage, daß Sozialhilfe nicht zurückgezahlt werden muß, so heißt das nicht, daß Sozialhilfe ggf. verrechnet werden kann; so zum Beispiel mit Rentennachzahlungen oder Unterhaltsleistungen. Wer ein halbes Jahr auf seine Rente oder auf die Unterhaltszahlungen des geschiedenen Ehepartners warten muß, in dieser Zeit Hilfe zum Lebensunterhalt vom Sozialamt bekommt und dann nach diesem halben Jahr von der Rentenanstalt bzw. vom unterhaltspflichtigen Geschiedenen eine entsprechende Nachzahlung erhält, muß diese Nachzahlung natürlich mit der Sozialhilfe verrechnen. Sonst würde er ja für dieses halbe Jahr sowohl Rente oder Unterhalt als auch Sozialhilfe beziehen.

22. Ich bin wegen meiner Erkrankung so hilflos, daß ich nicht ohne fremde Pflege bleiben kann. Welchen Anspruch habe ich auf »Hilfe zur Pflege«?

Für Pflegebedürftige, die nicht in Heimen oder anderen Einrichtungen untergebracht werden müssen, gilt:

Die Pflege soll nach Möglichkeit von Verwandten, Freunden oder Nachbarn übernommen werden. In diesen Fällen sind den Pflegebedürftigen die angemessenen Aufwendungen der Pflegeperson zu erstatten; auch können angemessene Beihilfen sowie Beiträge für die Alterssicherung der Pflegeperson gewährt werden, wenn diese nicht anderweitig sichergestellt ist. Wenn es erforderlich ist, sind auch die angemessenen Kosten für eine ausgebildete Pflegekraft zu tragen.

Ist ein Pflegebedürftiger so hilflos, daß er in erheblichem Umfang ständig Pflege braucht, so hat er Anspruch auf ein Pflegegeld von DM 308,– im Monat. Das Pflegegeld wird dann erhöht, wenn der Zustand des Pflegebedürftigen eine außergewöhnliche Pflege erfordert.

In ganz schweren Pflegefällen wird ein besonders hohes Pflegegeld von DM 836,– im Monat gezahlt. Außerdem gilt in diesen Fällen eine erhöhte Einkommensgrenze, deren genaue Höhe von den Besonderheiten des Einzelfalles abhängig ist.

Zusätzlich zum Pflegegeld sind dem Pflegebedürftigen die Beiträge einer Pflegeperson oder einer besonderen Pflegekraft für eine angemessene Alterssicherung zu erstatten, soweit diese nicht auf andere Weise sichergestellt ist.

Wenn jemand wegen Krankheit oder Behinderung so hilflos ist, daß er in einem Heim oder in einer anderen Einrichtung gepflegt werden muß, übernimmt die Sozialhilfe die Kosten der Unterbringung und der Pflege, soweit der Heimbewohner sie nicht aus eigenen Mitteln tragen kann. Außerdem wird ein Barbetrag zur persönlichen Verfügung der Pflegebedürftigen gezahlt.

23. *Ich bin seit 10 Jahren vom Magenkrebs geheilt. Muß ich nun meinen Schwerbehindertenausweis abgeben? Wie lange gilt eigentlich ein Schwerbehindertenausweis?*

Der GdB ist unabhängig davon, ob Sie geheilt sind oder nicht. Er sagt auch überhaupt nichts aus über die Schwere der Erkrankung, sondern lediglich über die Funktionsbeeinträchtigung körperlicher, seelischer oder geistiger Natur. Derartige Funktionsbeeinträchtigungen können natürlich auch noch nach 10 Jahren bestehen. Die Geltungsdauer eines Schwerbehindertenausweises ist generell befristet und zwar in der Regel auf einen Zeitraum von 5 Jahren. Wird danach kein Neu- oder Änderungsantrag gestellt, so erlischt die Gültigkeit des Ausweises mit Ablauf dieser Frist. Bei jeder Beantragung wird generell der Gesundheitszustand zum aktuellen Zeitpunkt als Basis für die Überprüfung des Grades der Behinderung genommen.

Wie ich schon an anderer Stelle vermerkte, kann sich der Grad der Behinderung erhöhen oder auch verringern, je nach herrschendem Befindlichkeitszustand. Wenn Sie zum Beispiel zu Beginn Ihrer Erkrankung vor 10 Jahren einen GdB von 50% hatten und seitdem gesund blieben und sich auch gesund fühlen, müssen Sie mit einer Rückstufung des GdB rechnen.

24. Ich habe gehört, daß sich bezüglich des Sterbegeldes seit Einführung des Gesundheitsreformgesetzes (GRG) etwas verändert hat.

Beim Tod eines Versicherten wird ein Zuschuß zu den Bestattungskosten (Sterbegeld) gezahlt, aber nur dann, wenn der Verstorbene am 01. 01. 1989 gesetzlich krankenversichert war. Es spielt keine Rolle, ob der Verstorbene selbst Kassenmitglied oder als Familienangehöriger mitversichert war. Das Sterbegeld beträgt beim Tode eines Mitglieds DM 2100,–, beim Tode eines Familienangehörigen DM 1050,–.

25. Ab wann besteht der Anspruch auf häusliche Kranken-pflege?

Ein Anspruch auf häusliche Krankenpflege besteht, wenn eine Krankenhausbehandlung zwar geboten, aber nicht durchführbar ist, oder wenn sie durch die häusliche Krankenpflege vermieden oder verkürzt werden kann. Sie umfaßt die erforderliche Grund- und Behandlungspflege sowie wirtschaftliche Versorgung (bis zur Einführung des GRG wurden nur medizinische Leistungen abgerechnet). Der Anspruch auf diese Leistungen besteht bis zu 4 Wochen und kann in begründeten Fällen durch die Krankenkasse für einen längeren Zeitraum bewilligt werden.

26. Ab wann wird eine Haushaltshilfe gewährt?

Versicherten kann eine Haushaltshilfe gewährt werden, wenn ihnen auf Grund von Krankenhausbehandlung oder anderen bestimmten Voraussetzungen die Weiterführung ihres Haushaltes nicht möglich ist.

Eine weitere Voraussetzung ist, daß im Haushalt ein Kind lebt, das bei Beginn der Haushaltshilfe das 8. Lebensjahr noch nicht vollendet hat oder aber behindert und somit auf Hilfe angewiesen ist.

27. Welche Fahrtkosten entstehen bei Arztbesuchen?

Bei Fahrten zur stationären Behandlung, für die aus medizinischen Gründen entweder ein Taxi, ein Kranken- oder ein Rettungswagen erforderlich wird, übernimmt die Krankenkasse die Kosten, die über einen Betrag von DM 20,– hinausgehen. Das gleiche gilt bei der Entlassung aus dem Krankenhaus in die Wohnung und auch für die Fahrt zu einer stationären Vorsorge- oder Rehabilitationsbehandlung.

Bei Fahrten zur ambulanten Behandlung mit einem Taxi trägt der Versicherte die Fahrtkosten ganz. Bei Fahrten zur ambulanten Behandlung mit einem Krankenwagen, wenn der Versicherte fachliche Betreuung benötigt, beträgt der Eigenanteil DM 20,–.

Bei Rettungsfahrten zum Krankenhaus gilt die gleiche Regelung auch dann, wenn eine stationäre Behandlung nicht erforderlich wird.

Ist für die Rückfahrt aus der notfallmäßigen ambulanten Versorgung der Krankentransport nicht mehr nötig, sondern nur eine Taxifahrt ausreichend, dann müssen die Fahrtkosten wieder selbst bezahlt werden.

28. *Ich habe gehört, daß in bestimmten Härtefällen die Zuzahlungen für Rezeptgebühr, Heilmittel und Fahrtkosten wegfallen. Was ist unter Härteklausel und Überforderungsklausel zu verstehen?*

Von der Zuzahlung für Rezeptgebühr, Heilmittel und Fahrtkosten können Sie befreit werden, wenn Sie nicht mehr als DM 1316,– monatliches Bruttoeinkommen haben. Diese Grenze erhöht sich für Ihren ersten Angehörigen um DM 549,50 und für jeden weiteren Angehörigen um DM 329,–. Dies versteht man unter Härteklausel.

Zu den Einnahmen eines Versicherten zum Lebensunterhalt gehören alle Bruttoeinnahmen, mit denen der Lebensunterhalt bestritten werden kann. Auf die steuerrechtliche Behandlung der Bruttoeinnahmen kommt es nicht an. Zu den Bruttoeinnahmen gehören insbesondere Arbeitsentgelte und Arbeitseinkommen, Renten, Kapitalerträge und Einkünfte aus Vermietungen. Arbeitsentgelt und Arbeitseinkommen sind in voller Höhe (ohne Minderung um die gesetzlichen Abzüge), Renten in Höhe der Bruttorente (also ohne Abzug des Krankenversicherungsbetrages) zu berücksichtigen.

Den Bruttoeinnahmen sind die Bruttoeinnahmen zum Lebensunterhalt anderer im gemeinsamen Haushalt lebender Angehöriger hinzuzurechnen. Nicht zu den Einnahmen zum Lebensunterhalt gehören diejenigen Einnahmen, die aus öffentlichen Mitteln wegen eines krankheits- bzw. behinderungsbedingten oder aus anderen Gründen unabweisbaren Mehrbedarfs, der in der Person des Versicherten liegt, gezahlt werden (zum Beispiel Grundrenten nach dem BVG, Pflegezulagen nach § 55 BVG, Blindenhilfe nach § 67 BSHG, Erziehungsgeld nach dem BErzGG, Leistungen der Bundes- und Landesstiftungen »Mutter und Kind – Schutz des ungeborenen Lebens«).

Bitte sprechen Sie mit Ihrer Krankenkasse, falls die Härteklausel oder die Überforderungsklausel für Sie in Frage kommen.

11 Welche beruflichen Konsequenzen ergeben sich aus meiner Erkrankung?

Fragen zu Berentung, Rente auf Zeit, Erwerbsfähigkeit, Krankengeld etc.

1. Was ist unter einer »Rente auf Zeit« zu verstehen?

Wenn Aussicht besteht, daß die Erwerbsminderung in absehbarer Zeit behoben ist, kann der Rentenversicherungsträger die Rente befristet auf Zeit gewähren. Eine Rente auf Zeit kann wiederholt gewährt werden, allerdings nicht über die Dauer von 6 Jahren hinaus. Die Befristung wird im Rentenbescheid festgesetzt. Dazu bedarf es eines Entziehungsbescheides. Der Antrag auf Weitergewährung sollte möglichst frühzeitig vor Ablauf gestellt werden.

Eine Rente auf unbestimmte Zeit – eine Dauerrente – ist dann zu zahlen, wenn der Versicherte innerhalb von 2 Jahren nach dem Rentenbeginn 60 wird. Eine Rente auf Zeit gilt also nur vor dem 60. Lebensjahr.

2. Ich gelte als berufs- und erwerbsunfähig und bekomme eine Erwerbsunfähigkeitsrente. Eigentlich fühle ich mich jedoch so fit, daß ich nebenbei arbeiten könnte. Mir werden auch häufig Gelegenheitsarbeiten angeboten. Darf ich das?

Erlaubt sind für Sie nur geringfügige Nebeneinkünfte, wenn Sie aus einer Beschäftigung von weniger als 2 Stunden täglich stammen oder bis zu einem Siebtel der Bezugsgröße betragen.

Anders hingegen, wenn Sie nur eine Berufsunfähigkeits-
rente beziehen würden. Bei einem berufsunfähigen Versicherten wird nämlich davon ausgegangen, daß er mit seiner ihm
verbliebenen Arbeitskraft einem Gelderwerb nachgeht und
zu seiner Rente etwas hinzuverdient. Geht der Berufsunfähig-
keitsrentenempfänger allerdings einer Ganztagstätigkeit regelmäßig nach, so wird ihm die Rente möglicherweise völlig
entzogen. Seit 1988 haben sich die Hinzuverdienstgrenzen
geändert. Die folgende Tabelle zeigt die Werte von 1990.

Tabelle 9: Hinzuverdienstgrenzen für Rentner (Stand 1990)

Rentenart	1990 mtl. DM	Erläuterungen und Hinweise
Rente wegen Berufsunfähigkeit	Unter der Lohnhälfte	Hälfte des Verdienstes eines vergleichbaren Arbeitnehmers
Rente wegen Erwerbsunfähigkeit		Bei Aufnahme einer regelmäßigen Berufstätigkeit mit mehr als geringfügigem Entgelt liegt Erwerbsunfähigkeit grundsätzlich nicht mehr vor.
– Rentenbeginn *vor* 1984	625,–	Eine selbständige Tätigkeit führt in der Regel zum Wegfall der Erwerbsunfähigkeitsrente.
– Rentenbeginn *nach* 1983	470,–	
60jährige, die ein *vorzeitiges* Altersruhegeld erhalten, weil sie arbeitslos sind	470,– *oder* Zweimonatige Aushilfe mit vollem Verdienst	Aus einer *unbefristeten* Beschäftigung dürfen höchstens die nebenstehenden Bruttomonatsverdienste erzielt werden, damit die vorzeitigen oder flexiblen Altersruhegelder weiterbezogen werden können.
60jährige, die das *vorzeitige* Frauen-Altersruhegeld erhalten	470,– *oder* Zweimonatige Aushilfe mit vollem Verdienst	
60jährige, die ein *flexibles* Altersruhegeld erhalten, weil sie schwerbehindert, berufs- oder erwerbsunfähig sind	470,– *oder* Zweimonatige Aushilfe mit vollem Verdienst	Die Bundesversicherungsanstalt für Angestellte (BfA) empfiehlt, im Zweifelsfall *jede* Aufnahme einer beruflichen Tätigkeit bis zum 65. Lj. zu melden.

3. Ich habe Anspruch auf Krankengeld. Wie lange wird dieses gewährt?

Versicherte haben Anspruch auf Krankengeld, wenn sie durch eine Erkrankung arbeitsunfähig werden oder auf Kosten der Krankenkasse in einem Krankenhaus stationär behandelt werden müssen.

Sie erhalten Krankengeld für den Fall der Arbeitsunfähigkeit bei ein und derselben Krankheit für längstens 78 Wochen innerhalb von 3 Jahren, gerechnet vom Tag der Arbeitsunfähigkeit an. Tritt während dieser Zeit eine weitere Krankheit hinzu, so verlängert sich die Leistungsdauer nicht.

Für Versicherte, die im letzten Dreijahreszeitraum wegen einer Erkrankung bereits 78 Wochen Krankengeld bezogen haben, besteht ein erneuter Anspruch auf Krankengeld wegen derselben Erkrankung erst dann wieder, wenn der Betreffende im nächsten Dreijahreszeitraum mindestens 6 Monate erwerbstätig war oder der Arbeitslosenvermittlung zur Verfügung stand, also Arbeitslosigkeit vorlag. Die Höhe des Krankengeldes bleibt unverändert.

Ist ein Versicherter, der Krankengeld bezieht, aufgrund eines ärztlichen Gutachtens als erwerbsunfähig anzusehen, kann ihm die Krankenkasse eine 10-Wochen-Frist setzen. Dies bedeutet, daß er innerhalb dieser Frist einen Antrag auf medizinische Maßnahmen zur Rehabilitation stellen muß, damit der Anspruch auf Krankengeld nicht entfällt. Wird der Antrag aber später doch noch gestellt, setzt der Anspruch auf Krankengeld mit dem Tag der Antragstellung wieder ein.

4. Wie lange zahlt mein Arbeitgeber das Gehalt bzw. den Lohn fort?

Bei krankheitsbedingter Arbeitsunfähigkeit des Arbeitnehmers ist der Arbeitgeber verpflichtet, das Bruttoentgelt bis zur Dauer von 6 Wochen weiterzuzahlen. Die Versicherungsleistung und sonstige gesetzliche Abzüge werden nach wie vor entrichtet.

Wird der Arbeitnehmer innerhalb eines Jahres wiederholt wegen derselben Krankheit arbeitsunfähig, so verliert er nach 6 Wochen den Anspruch auf Entgelt. Er ist verpflichtet, dem Arbeitgeber die Arbeitsunfähigkeit und die Dauer der Erkrankung unverzüglich (vor Ablauf des dritten Tages) durch eine ärztliche Bescheinigung nachzuweisen.

5. Kann mir mein Arbeitgeber kündigen?

Mit Ausnahme anerkannter Schwerbehinderter kann auch einem kranken Arbeitnehmer sein Beschäftigungsverhältnis fristgerecht gekündigt werden. Bei einer sozial ungerechtfertigten Kündigung kann der Betreffende innerhalb einer Frist von drei Wochen nach Erhalt des Kündigungsschreibens Klage beim Arbeitsgericht erheben.

Schwerbehinderte hingegen sind gegen Kündigung besonders geschützt. Jeder Auflösung oder Änderung des Arbeitsverhältnisses von Schwerbehinderten muß vorher die Hauptfürsorgestelle zustimmen. Es ist also ein Irrtum, wenn Sie als »gesetzlich anerkannter Schwerbehinderter« glauben, daß Ihnen nicht gekündigt werden könne. Die Kündigung ist aber wesentlich schwieriger und nur nach zusätzlicher Einschaltung der Hauptfürsorgestelle möglich. Letztere wird bei kleineren Betrieben möglicherweise eher einer Kündigung zustimmen als bei Großbetrieben.

6. Kann ich bestimmte Arbeiten in meinem Betrieb ablehnen?

Schwerbehinderte können Mehrarbeit ablehnen, damit ihre Leistungsfähigkeit nicht über Gebühr in Anspruch genommen wird. Zur Chancengleichheit im beruflichen Wettbewerb erhalten Schwerbehinderte darüber hinaus sogenannte begleitende Hilfen im Arbeits- und Berufsleben. Sie sind darauf ausgerichtet, daß der Behinderte in seiner sozialen Stellung nicht absinkt.

Aufgabe der begleitenden Hilfe ist es auch, im Arbeits- und Berufsleben auftretende Schwierigkeiten zu beseitigen. Zu diesem Zweck führt die Hauptfürsorgestelle, die dafür zuständig ist, regelmäßig oder aus besonderem Anlaß Betriebsbesuche durch, um an Ort und Stelle die Verhältnisse zu überprüfen.

7. Mir wurde ein GdB von 100 zugestanden und trotzdem gelte ich als arbeitsfähig. Wie ist das möglich?

Der GdB (Grad der Behinderung) hat nichts mit der Berufs- oder Erwerbsfähigkeit zu tun. Aus dem GdB kann nicht auf das Ausmaß der beruflichen Leistungsfähigkeit geschlossen werden. Dies gilt auch für die anders definierten Begriffe der BU (Berufsunfähigkeit) oder EU (Erwerbsunfähigkeit) in der Rentenversicherung oder der »Arbeitsunfähigkeit« oder »Dienstunfähigkeit«.

8. Sehr gerne würde ich trotz meiner Operation weiterarbeiten. Ich fühle mich auch durchaus leistungsfähig. Ich bin mir jedoch nicht sicher, ob ich im Betrieb keine Schwierigkeiten bekomme, wenn dort meine Krebserkrankung bekannt wird und durch häufige Arztbesuche Fehlzeiten entstehen. Welche Vergünstigungen bzw. welchen Schutz habe ich durch den Schwerbehindertenausweis?

Das Schwerbehindertengesetz bzw. der Schwerbehindertenausweis sieht beträchtliche Schutzmaßnahmen im Arbeitsleben von Krebspatienten vor. Zu diesen gehören:

- besonderer Kündigungsschutz; Erfordernis der Zustimmung der Hauptfürsorgestelle zur Kündigung des Arbeitgebers
- Zusatzurlaub (nicht für Gleichgestellte)
- Freistellung von Mehrarbeit/Überstunden
- nachgehende Hilfen am Arbeitsplatz
- bevorzugte Berücksichtigung bei betrieblichen Fortbildungsmaßnahmen
- Arbeitsberatung und Arbeitsvermittlung für Schwerbehinderte.

Bei 35 anrechnungsfähigen Versicherungsjahren können Schwerbehinderte bereits schon mit 60 statt mit 63 Jahren in Rente gehen.

9. Was ist unter »beruflicher Rehabilitation« zu verstehen?

Medizinische Hilfen, soziale Unterstützungen und berufliche Maßnahmen machen die drei Standbeine der Rehabilitation aus. Berufliche Rehabilitation schließt die Berufsförderung ein mitsamt erforderlicher Grundausbildung, Fortbildung, Ausbildung, Umschulung und Teilnahme an einem etwa erforderlichen schulischen Abschluß. Berufliche Rehabilitationsmaßnahmen beinhalten Unterstützungen sowohl für Arbeitgeber als auch für Arbeitnehmer zur Sicherung des Arbeitsplatzes.

10. Wer hat Anspruch auf Arbeitslosengeld?

Einen Anspruch auf Arbeitslosengeld hat, wer arbeitslos ist, der Arbeitsvermittlung zur Verfügung steht, die Anwartschaft erfüllt, als arbeitslos dem Arbeitsamt gemeldet ist und einen Antrag auf Arbeitslosengeld gestellt hat. Arbeitslos ist, wer in keinem Beschäftigungsverhältnis steht oder nur eine geringfügige Beschäftigung ausübt. Die Anwartschaft hat erfüllt, wer innerhalb der letzten 3 Jahre 460 Kalendertage Beiträge zur Arbeitslosenversicherung geleistet hat.

Wer die Anwartschaft auf Arbeitslosengeld nicht erfüllt und bedürftig ist, erhält Arbeitslosenhilfe, wenn er innerhalb eines Jahres vor Arbeitslosenmeldung Arbeitslosengeld bezogen oder mindestens 10 Wochen vor Antragstellung in einer entlohnten Beschäftigung tätig war.

11. *Ich werde voraussichtlich in der Zukunft häufig den Arzt aufsuchen müssen. Hierdurch werden viele Kosten entstehen. Ich habe von einer Härtefallregelung gehört, die eine eventuelle Befreiung von Eigenanteilen bei Zuzahlungen vorsieht. Was ist hierunter zu verstehen?*

Die gesetzlichen Krankenkassen befreien den Versicherten vollständig von allen Eigenanteilen, wenn er für seinen Lebensunterhalt folgende Leistungen erhält:

● Sozialhilfe
● Arbeitslosenhilfe
● Geld aus der Kasse der Kriegsopferfürsorge
● Ausbildungsförderung
● eine Arbeits- und Berufsförderung für Behinderte
● Hilfen von der Bundesanstalt für Arbeit zur individuellen Förderung der beruflichen Ausbildung
● wenn die Unterbringungskosten für ein Heim oder eine ähnliche Einrichtung von einem Sozialhilfeträger oder der Kriegsopferfürsorge übernommen werden.

Außerdem ist der Versicherte von Eigenanteilen vollständig befreit, wenn er dadurch unzumutbar belastet würde. Eine unzumutbare Belastung liegt vor, wenn seine monatlichen Bruttoeinnahmen DM 1344,– nicht übersteigen (Stand 1991). Das sind 40 % der »monatlichen Bezugsgröße«. Die Bezugsgröße im Sinne der Sozialversicherung ist nach §18 SGB IV das durchschnittliche Arbeitsentgelt aller Versicherten der Rentenversicherung der Arbeiter und Angestellten ohne Auszubildende im vergangenen Kalenderjahr. Sie ist ein variabler Betrag und wird jedes Jahr neu festgelegt. 1989 lag sie bei DM 3150,–.

Eine teilweise Befreiung von den Eigenanteilen sieht das Gesetz dann vor, wenn die anstehenden Kosten auf das Jahr verteilt einen bestimmten Grenzbetrag überschreiten. Die Belastungsgrenze liegt bei 2% der jährlichen Bruttoeinnahmen bis zu einer Höhe von DM 58 500,–, d. h. bei einem monatlichen Bruttoeinkommen von DM 4875,–.

Bei Bruttoeinkünften, die über DM 58 500,– jährlich liegen, wird eine zumutbare Belastung für die Eigenbeteiligung von 4% angesetzt.

Für den ersten im Haushalt lebenden Angehörigen verringert sich das monatliche Bruttoeinkommen um 15% und für jedes weitere Haushaltsmitglied um 10% der Bezugsgröße. Das Einkommen der Familienangehörigen wird angerechnet.

Die Härteklausel gliedert sich in eine Sozial- und eine Überforderungsklausel. Unter die Sozialklausel fällt die Befreiung von Zuzahlungen zu

- Arznei-, Verband- und Heilmitteln
- stationärer Vorsorge- und Rehabilitationsbehandlungen
- Fahrtkosten
- berechnungsfähigen Kosten bei der Versorgung mit Zahnersatz

Unter die Überforderungsklausel fallen die Zuzahlungen zu

- Arznei-, Verband- und Heilmitteln
- Fahrtkosten

Für chronisch kranke Mitglieder, die in ständiger ambulanter Behandlung sind, z. B. auf Grund von Bestrahlungen, Chemotherapie, Dialyse, kann die Belastungsgrenze schon sehr frühzeitig erreicht sein. Aus diesem Grunde ist es erforderlich, daß sich Versicherte umgehend mit ihrer Krankenversicherung in Verbindung setzen, um sich ggf. für den Rest des Monats von weiteren Zuzahlungen befreien zu lassen.

12. *Ich möchte gerne so bald wie möglich wieder arbeiten. Auf Grund der Magenoperation kann ich meine bisherige Tätigkeit allerdings nicht mehr ausüben. Wer kann mich beraten, ob, wie und wo ich mich umschulen lassen könnte?*

Auch hier bieten sich mehrere Möglichkeiten an. Sie sollten mit den zuständigen Rehabilitationsberatern, Psychologen und arbeits- und sozialmedizinischen Beratern des Arbeitsamtes, der Rentenversicherung oder gar der Tumornachsorgeklinik die Probleme und Hilfsmöglichkeiten besprechen. Je früher Sie dies tun, umso besser.

In einigen Tumornachsorgekliniken – so zum Beispiel in der Tumornachsorgeklinik Bergisch-Land in Wuppertal – besteht sogar gleichzeitig die Möglichkeit, an einer Arbeitserprobung bzw. Belastungserprobung teilzunehmen. Die verschiedensten Berufstätigkeiten und Arbeitsplätze können in dieser Tumornachsorgeklinik erprobt werden. Stellt sich während des Tumornachsorgeaufenthaltes Ihre Eignung für eine bestimmte Tätigkeit heraus – und finden Sie Gefallen an dieser Tätigkeit – so kann und sollte möglichst bald eine Umschulung in die Wege geleitet werden. Sie dauert in der Regel 2 Jahre und sollte in einem anerkannten Ausbildungsberuf mit Kammerabschluß enden. Die Kosten hierfür brauchen Sie nicht aufzubringen. Die Erlernung eines neuen Berufes kann in einem Betrieb, einer Weiterbildungseinrichtung oder in einem Berufsförderungswerk erfolgen.

Das Ausbildungsangebot in den Berufsförderungswerken umfaßt zum Beispiel die kaufmännischen und verwaltenden, die gewerblich-technischen Berufe sowie Berufe des Gesundheits- und Sozialwesens. Unter dem Titel »Berufsförderungswerk« ist beim Bundesministerium für Arbeit und Sozialordnung, 5300 Bonn 1, eine ausführliche Broschüre erhältlich. Sie gibt auch Auskunft über die Aufnahmebedingungen, die Standorte und die Bildungsangebote.

13. *Ich möchte gerne wieder arbeiten, und mein Arbeitgeber – mit dem ich im übrigen ein gutes Verhältnis habe und der von meiner Erkrankung weiß – sagt, daß er mich gerne weiterbeschäftigen würde. Allerdings wird er nicht viel Rücksicht auf meine Behinderungen nehmen können. Gibt es hier irgendwelche Hilfen, eventuell auch für den Arbeitgeber?*

Mehrere Möglichkeiten bzw. Hilfen bieten sich in Ihrem Fall an:

Sie können »stufenweise« Ihre Arbeit wieder aufnehmen. Eine derartige Wiederaufnahme der Arbeit kann zum Beispiel in der Art erfolgen, daß Sie zuerst 2–3 Stunden täglich arbeiten, dann nach einigen Monaten 4–6stündig, dann 6–8stündig und schließlich vollschichtig. Während dieser Zeit erhalten Sie das volle Gehalt, das in diesem Fall nicht etwa vom Arbeitgeber, sondern auch von der Krankenkasse bezahlt wird.

Im Rahmen der Berufsförderungsmaßnahmen können dem Arbeitgeber die Kosten für technische Arbeitshilfen sowie Maßnahmen zur Einrichtung eines behindertengerechten Arbeitsplatzes erstattet werden. Die Arbeitsämter bzw. Rentenversicherungsträger sind nämlich sehr daran interessiert, daß Sie Ihren bisherigen Beruf weiter ausüben können bzw. Ihr Arbeitsplatz erhalten bleibt. Aus diesem Grunde werden teilweise beträchtliche Einarbeitungszuschüsse oder weitere Eingliederungshilfen bei einer erforderlichen Arbeitsplatzumsetzung innerhalb des Betriebes erstattet.

Auch berufliche Fortbildung kann zur Arbeitsplatzsicherung beitragen. Die Arbeitsämter und die Rentenversicherungsträger unterstützen eine derartige berufliche Fortbildung. Von der hierdurch erlangten höheren Qualifizierung profitieren nicht nur Sie, sondern auch Ihr Arbeitgeber.

14. *Ich bin Pflasterer und möchte gerne weiterarbeiten. Kann ich das trotz meiner Operation? Können sich dadurch negative Auswirkungen auf die Krebserkrankung ergeben?*

Ich möchte Ihnen von dieser Tätigkeit auch dann sehr abraten, wenn Sie sich kräftig fühlen. Zwar sind keine negativen Auswirkungen auf die Krebserkrankung zu erwarten, jedoch auf Ihre allgemeine Gesundheit.

Ihre Tätigkeit ist mit häufigem Bücken und Wiederaufrichten verbunden. Dies bedeutet verstärkte Beanspruchung der Bauchmuskulatur und einen Rückstau der Darmsäfte in der Speiseröhre. Eine Schleimhautentzündung (Refluxösophagitis) und Schmerzen (Sodbrennen) sind unweigerlich die Folge. Schließlich droht hierdurch ein narbiger Verschluß der Speiseröhre.

Bei totalem Magenverlust sind derartige Arbeiten nicht erlaubt; nach einer Magenteilentfernung muß individuell entschieden werden.

15. *Ich bin Straßenbahnfahrer und möchte gerne weiter arbeiten. Kann ich das trotz meiner Operation?*

Das hängt davon ab, ob Ihr Magen vollständig oder teilweise entfernt wurde. Solange Sie häufig kleine Zwischenmahlzeiten brauchen, solange Sie – wenn auch nur gelegentlich – Übelkeit, Herz- und Kreislaufbeschwerden nach dem Essen haben, können Sie diese Arbeit nicht ausführen. Sie sollten bei Ihrem Betriebsarzt nachfragen, ob nicht eine Arbeitsplatzumsetzung möglich ist.

16. Welche Einschränkungen der Arbeitsfähigkeit bestehen bei Patienten, bei denen der Magen vollständig entfernt wurde?

Einige Einschränkungen der Arbeitsfähigkeit finden Sie in Tabelle 10.

17. Wer berät mich bei beruflichen Fragen?

Leider nehmen viele Akutkliniken und auch Hausärzte diese wichtigen Aufgaben nicht genügend wahr. Arbeitsämter, Betriebsärzte und Medizinischer Dienst gehen häufig auch erst nach Aufforderung diesen Aufgaben nach.

Eine wichtige Aufgabe der Tumornachsorgekliniken ist es, den Patienten während der Anschlußheilbehandlung zu beraten und – natürlich nur mit seiner Zustimmung – den Betriebsarzt über den Rentenversicherungsträger zu informieren. Zusammen mit diesen beraten die Tumornachsorgekliniken den Erkrankten bezüglich der bestehenden oder zu erwartenden Einschränkungen seiner Arbeits-, Berufs- und Erwerbsfähigkeit. Eine gute Tumornachsorgeklinik zeichnet sich gerade dadurch aus, daß sie nicht nur bei medizinisch-onkologischen, bei körperlichen und seelischen Fragen behilflich ist, sondern daß sie auch in sozialer Hinsicht und bei bestehenden oder zu erwartenden beruflichen Problemen berät und Hilfen in die Wege leitet.

Darüber hinaus sollte in den Tumornachsorgekliniken das Ziel verfolgt werden, eine drohende Arbeitsunfähigkeit abzuwenden. Hierzu gehört zum Beispiel die intensive diätetische Beratung.

Tabelle 10: Einschränkungen der Arbeitsfähigkeit »geheilter« Magenkarzinompatienten nach totaler Magenentfernung

Einschränkungen	Grund der Einschränkungen
● Keine Arbeit, die mit häufigem Bücken verbunden ist	● Gefahr der Refluxösophagitis (Entzündung der Speiseröhre)
● Keine körperlich schweren Arbeiten; kein Heben oder Tragen schwerer Lasten	● Im allgemeinen Untergewicht, Gewichtsabnahme. Eingeschränkte Belastbarkeit der Bauchwand mit Risiko einer Bauchwand-Hernie (Bruch der Bauchdecke). Gefahr der Refluxösophagitis (Entzündung der Speiseröhre)
● Keine Arbeiten, die Schwindelfreiheit voraussetzen (z. B. Dachdecker)	● Dumping-Symptomatik bzw. Beschwerden mit Unterzuckerung
● Keine Arbeit, die permanente Aufmerksamkeit erfordert	● Häufige Störungen des Wohlbefindens mit gelegentlichen Konzentrationsbeschwerden
● Keine Tätigkeiten in den ersten 6 postoperativen Monaten, danach je nach Grad der Beschwerden.	● Der Körper braucht relativ lange Zeit zur Adaptation an die veränderte Magen-Darm-Passage
● Keine Tätigkeiten, die mit Geruchsbelastungen oder ätzenden Dämpfen einhergehen	● Provokation von Erbrechen, Übelkeit und Durchfall
● Verbot von Nacht- und Schichtarbeit	● Geringere Reizschwelle für Streß
● Keine Arbeit, in der nicht häufiger betriebsunübliche Pausen möglich sind	● Häufigere Einnahme von kleinen Mahlzeiten ist notwendig
● Ungeeignet als Berufskraftfahrer	● Häufigere betriebsunübliche Pausen notwendig. Keine Tätigkeit bei psychischem oder physischem Streß. Risiko eines Dumping-Syndroms mit Risiko von Konzentrationsschwächen.

Erklärung von Fachausdrücken

Adjuvante Therapie

Eine die Operation oder Strahlentherapie unterstützende Behandlung, wobei aufgrund der vorausgegangenen Therapie ein manifester Tumor nicht mehr nachweisbar ist. Diese Behandlung kann *hormonell* (adjuvante Hormontherapie), *zytostatisch* (adjuvante Chemotherapie), *immunologisch* (adjuvante Immuntherapie) oder *strahlentherapeutisch* (adjuvante Strahlentherapie) erfolgen.

AHB siehe *Nachsorge*

Alternative Medizin

Auch Außenseitermedizin oder Paramedizin genannt. In der Krebstherapie bedeutet alternativ einen anderen, als den in unserer Gesellschaft offiziell anerkannten, naturwissenschaftlich untermauerten, auch schulmedizinisch genannten Weg. Was bei uns alternativ genannt wird, gilt unter Umständen in anderen Gesellschaftsschichten, so z. B. in China, in Indien oder in weniger entwickelten Regionen als offiziell anerkannte Therapie.

Die *biologische Krebstherapie* wird in der westlichen Welt allgemein als alternative Krebstherapie bezeichnet. Zur alternativen Krebstherapie zählen Krebsdiäten, physikalische Therapiemaßnahmen wie z. B. die Überwärmungstherapie, die Ozontherapie, die Sauerstoff-Mehrschritt-Therapie, aber auch andere mehr oder weniger magische Maßnahmen wie Wasseradern, Erdstrahlen, Pendelung etc.

Anastomositis

Entzündliche Veränderungen an der Operationsnarbe. Diese Entzündungen sind sehr häufig bei der Magenspiegelung nachweisbar; sie müssen nicht immer mit Beschwerden einhergehen und sind in erster Linie durch den Rückfluß des Dünndarminhalts bedingt. Wenn sie zu stark ausgeprägt sind, können sie allerdings zu narbigen Veränderungen mit einem Rückstau der Nahrung führen. Sie müssen dann operativ beseitigt oder bougiert werden.

Antrumkarzinom

Tumor, der vom unteren Drittel des Magens (Antrum) ausgeht.

Astronautenkost

Hochenergetische und nährstoffreiche, mit Vitaminen angereicherte Zusatznahrung.

Aszites

Vermehrte Flüssigkeitsbildung des Bauchfells. Diese vermehrte Bauchflüssigkeit kann bei Beschwerden punktiert werden. Zumeist gibt man sich allerdings mit einer entwässernden Therapie zufrieden.

Autogenes Training

Übungen, die eine Entspannung und Angstbekämpfung bei Betroffenen bewirken sollen. Durch Übungsformeln wie »Meine Glieder sind ganz schwer« – »Ich fühle mich warm durchströmt« – »Mein Atem ist tief und gleichmäßig« wird eine tiefe körperlich-geistige Entspannung erreicht und eine Selbstbeeinflussung bewirkt. Durch ständiges Selbsteinreden soll das Bewußtsein positiv beeinflußt werden. Sätze wie »Mir geht es gut, morgen geht es mir noch besser« – »Ich will gesund werden« – »Ich brauche keine Angst zu haben« setzen sich fest und beginnen ganz unbewußt zu wirken.

Ballaststoffe

Unverdauliche Bestandteile der Speisen, die u. a. die Darmtätigkeit anregen. Vollkorngetreide, Vollkornprodukte, Gemüse und Obst sind die wichtigsten Lieferanten für Ballaststoffe.

Billroth-Operationsverfahren

Eine Operationsmethode, die von dem österreichischen Chirurgen BILLROTH Ende des letzten Jahrhunderts eingeführt wurde. In der Folgezeit wurden die Magenteilentfernungen nach Billroth mehrfach modifiziert. Im wesentlichen lassen sich zwei Operationsverfahren unterscheiden, nämlich die im Klinikjargon kurz *Billroth I* oder *Billroth II* genannten. Beim Billroth-I-Verfahren ist der Zwölffingerdarm direkt an den Magen angeschlossen, beim Billroth II wird eine gleichzeitige Verbindung zum blind endenden Zwölffingerdarm und zum absteigenden Dünndarm hergestellt (Gastroenterostomie).

Biological response modifiers

Substanzen, deren Gabe im Körper eine biologische Antwort auslöst, verstärkt oder verändert. Durch sie sollen die Abwehrkräfte mobilisiert werden. Es handelt sich bei der Therapie mit biological response modifiers um eine Immuntherapie.

Braunsche Anastomose

Operativ hergestellte Verbindung zwischen der zu- und abführenden Darmschlinge bei nach Billroth II operierten Patienten. Sie soll dem verbesserten Abfluß z. B. der Gallenflüssigkeit dienen. Der Rückfluß (Reflux) soll verhindert werden.

Chemotherapie

Behandlung mit chemischen Substanzen (Zytostatika). Sie sollen die Krebszellen abtöten oder zumindest deren Vermehrung verhindern, wobei die gesunden Zellen möglichst wenig geschädigt werden sollen.

Chymotrypsin-Bestimmung

Untersuchungsmethode zur Bestimmung des Stuhlfettgehalts. Je höher der Stuhlfettgehalt, desto niedriger der Chymotrypsin-Wert und desto notwendiger die regelmäßige Einnahme von Bauchspeicheldrüsenfermenten.

Computertomographie

Im Gegensatz zur konventionellen Röntgenaufnahme eine Möglichkeit zur zweidimensionalen Darstellung der jeweils untersuchten Organe. Die Computertomographie »zerschneidet« den Körper gewissermaßen scheibchenweise, jeweils von unterschiedlichen Aufnahmepunkten aus gesehen. Es findet eine Strahlenbelastung statt, die sich allerdings in Grenzen hält. Die Computertomographie ist den normalen Röntgenuntersuchungen und sonographischen Untersuchungen teilweise überlegen, teilweise aber auch unterlegen.

Dumping-Syndrom

Ein Symptomenkomplex, der häufig bei Magenoperierten auftritt. Man unterscheidet ein *Früh-* und ein *Spätdumping.* Die Frühdumping-Beschwerden sind bedingt durch die Sturzentleerung des Speisebreies in den Dünndarm. Die Spätdumping-Beschwerden sind durch Störungen im Zuckerhaushalt etwa ein bis zwei Stunden nach dem Essen bedingt.

Duodenum

Auch Zwölffingerdarm genannt, da seine Länge etwa der Breite von 12 Fingern entspricht. Er beginnt am Magenschließmuskel und hat die Form eines C, in dessen Wölbung sich der Kopf der Bauchspeicheldrüse einschmiegt.

Ergotherapie

Heilbehandlung durch Beschäftigung. Fließende Übergänge von Beschäftigungs- zur Kunsttherapie sind möglich. Eine Ergotherapie kann besonders für Krebspatienten mit psychischen Problemen sinnvoll sein. Sie kann zwar ambulant durchgeführt werden, ist jedoch eine Domäne der meisten Nachsorgekliniken.

Eutonie

Zustand größtmöglicher Ausgeglichenheit. Durch Übungen der Eutonie soll eine bewußtseinserweiternde Einstellung gewonnen werden. Die Beziehung zu sich selbst und der Umwelt soll hierdurch verbessert werden.

Frischzellentherapie

Unspezifische Immuntherapie, die die Abwehrzellen im Körper anregen soll. Bei der Frischzellentherapie werden gerne tierische Organzellen (z. B. von Thymus) gegeben. Sie können gespritzt, aber auch in Tablettenform genommen werden. Besonders beliebt ist die Gabe von Zellen ungeborener Lämmer. Diese Zellen sollen eine revitalisierende Wirkung haben.

Der Nutzen dieser Frischzellentherapie konnte bislang – außer für die sie vertreibende Pharmaindustrie – niemals eindeutig belegt werden. Hingegen sind einige Zwischenfälle bekannt, und Wissenschaftler vermuten auch nicht unbeträchtliche gesundheitliche Spätschäden, wenn Thymuspräparate gespritzt werden.

atrophische Gastritis

Eine *chronische Magenentzündung*, bei der die Schleimhaut keine Salzsäure mehr zu bilden vermag. Sie gehört mit zu den Risikofaktoren eines Magenkarzinoms.

Gesprächstherapie

Eine hilfreiche Methode zur Entspannung und zur Bewältigung von Problemen. Sie wird einzeln oder in Gruppen mit einem Psychologen oder Arzt durchgeführt und soll den Betroffenen dazu anleiten, sich mit seiner Krankheit und seinen Problemen bewußt auseinanderzusetzen und sie anzunehmen. Im Gespräch werden Ängste und Auswege artikuliert und diskutiert. So können auch unbewußte Zusammenhänge einsichtig gemacht werden. Die Gesprächstherapie kann helfen, besser mit Ängsten umzugehen und mit ihnen zu leben.

Hämatogene Oxidationstherapie (HOT)

Von Anhängern der »biologischen Therapien« propagierte Sauerstofftherapie. Dem Patienten wird Blut entnommen, das mit reinem Sauerstoff aufgeschäumt wird. Das mit Sauerstoffphotonen und geringen Mengen von Ozon beladene Blut wird dann dem Patienten wieder injiziert. Eine Wirksamkeit ist bislang nicht erwiesen!

Ileum

Auch Krummdarm genannt. Er schließt an das Jejunum (Leerdarm) an und mündet in den Dickdarm (Colon).

Immunsystem

Körpereigenes Abwehrsystem vor körperfremden Stoffen. Es ist ein äußerst kompliziertes, aus vielen Bausteinen bestehendes System zellulärer und nicht zellulärer (humoraler) Elemente. Seine Rolle bei der Krebs-»Abwehr« ist noch nicht ganz geklärt.

Immuntherapie

Behandlung einer Erkrankung durch Eingriff in das Immunsystem. Man unterscheidet eine *unspezifische* von einer *spezifischen* Immuntherapie. Erstere soll alle Immunabläufe anregen, letztere nur ganz spezifische Schritte in der Immunabwehr beeinflussen.

Interferon

In der spezifischen Immuntherapie benutzte Eiweiße, die sich natürlicherweise in den Zellen bei Virusinfektionen bilden und die Vermehrung der Viren hemmen sollen. Heute können die Interferone gentechnologisch hergestellt werden.

Interleukin

Körpereigene Abwehrsubstanz, die von Immunzellen gebildet wird. Interleukin II wird in der spezifischen Immuntherapie benutzt und kann heute gentechnologisch hergestellt werden.

intrinsic factor

Ein in der Magenschleimhaut gebildeter Faktor. Er bildet mit Vitamin B_{12} einen Komplex. Ohne den intrinsic factor kann Vitamin B_{12} nicht aufgenommen werden und es käme zur Blutarmut.

Iscador

Ein spezielles Mistelpräparat, das ursprünglich vorwiegend von den Anthroposophen in die Krebsmedizin eingeführt wurde. Es nimmt unter den vielen Naturheilmitteln insofern eine Sonderstellung ein, als die Wirksamkeit dieses Präparates weltanschaulich begründet wird.

Jejunum

Der Dünndarmabschnitt, der sich an den Zwölffingerdarm (Duodenum) anschließt. Ihm, der auch Leerdarm genannt wird, schließt sich der Krummdarm (Ileum) an.

Jejunum-Interposition

Eine Operationsmethode zur Anlage eines Ersatzmagens. Sie wird nur nach totaler Magenentfernung angewandt und soll Postgastrektomie-Beschwerden wie z. B. den Rückfluß in die Speiseröhre, Dumping und Schmerzen verhindern. Hierzu wird ein Dünndarmsegment (Jejunum) zwischen dem Ende der Speiseröhre und dem Zwölffingerdarm zwischengeschaltet.

Kanzerogene

Bestimmte Stoffe, die Karzinome hervorrufen können.

Kardiakarzinom

Karzinom, das vom oberen Drittel, nämlich vom Eingang des Magens (Kardia) ausgeht. Diese Tumoren befallen häufig die Speiseröhre, weswegen viele Operateure gleichzeitig auch den unteren Abschnitt der Speiseröhre entfernen.

Kernspintomographie (N.M.R.)

Bildgebendes Untersuchungsverfahren, das – im Gegensatz zur Röntgen- und computertomographischen Untersuchung – nicht mit einer Strahlenbelastung verbunden ist. Dabei senden die Wasserstoffatome im Körper als Antwort auf ein von außen erzeugtes hohes Magnetfeld meßbare Signale aus, woraus sich wiederum

Bilder des Körpers zusammensetzen lassen. Die Kernspintomographie ist in einigen Bereichen den anderen Untersuchungsverfahren überlegen, in anderen Bereichen unterlegen.

Killerzellen

Bestimmte, bei der spezifischen Immunabwehr beteiligte Zellen, die in der Krebsabwehr eine besondere Rolle spielen sollen.

Kurative Therapie

Auch potentiell kurative Therapie genannt. Im Gegensatz zur palliativen Therapie oder zur symptomatischen Therapie steht als Ziel die Heilung im Vordergrund. Bei ihr werden gelegentlich sehr aggressive, d. h. belastende Methoden eingesetzt, um alle Krebszellen zu vernichten und eine Heilung zu erzielen. Für den Patienten kann das bedeuten, daß er erhebliche akute oder auch chronische Nebenwirkungen in Kauf nehmen muß. Mit aggressiven kurativen Therapiekonzepten wurden in den letzten 20 Jahren sehr große Erfolge, insbesondere bei kindlichen Tumoren, bei Hodenkarzinomen, bei Lymphknotenerkrankungen und anderen Tumoren erzielt.

Da diese Therapien keine Garantie für eine Heilung sind, werden sie auch potentiell kurative Therapien genannt.

Laktase

Ein Enzym, das den Milchzucker spaltet. Bei Magenoperierten ist die Wirkung dieses Enzyms häufig herabgesetzt, woraus eine Milchunverträglichkeit resultiert.

Laurén-Klassifikation

Einteilung der Magentumoren je nach feingeweblichen Strukturen. Man unterscheidet eine *diffuse* und eine *lokalisierte* (intestinale) *Ausbreitungsform*. Die Kenntnis dieser Laurén-Klassifikation ist wichtig sowohl für den Chirurgen bei der Operationsplanung als auch zur späteren Prognosebeurteilung und Nachsorgeplanung.

Leukopenie

Verminderung der Zahl der weißen Blutkörperchen (Leukozyten) im Blut.

lokal

Örtlich, auf bestimmte Abschnitte des Körpers beschränkt. Der Gegensatz hierzu lautet *systemisch* oder *disseminiert*.

Lokalrezidiv

Erneutes Auftreten eines Tumors an der – schon ehemals –behandelten Stelle. Der Gegensatz hierzu ist das *Fernrezidiv*, auch *Metastase* genannt.

Lymphozyten

Blutzellen, die die Abwehr von Krankheiten und Fremdstoffen zur Aufgabe haben. Es gibt zahlreiche, teilweise sehr unterschiedliche Aufgaben in der Immunabwehr, die von unterschiedlichen lymphozytären Untergruppen (lymphozytären Subpopulationen) erfüllt werden.

Magenfrühkarzinom

Karzinom, das sehr frühzeitig festgestellt wurde. Bei ihm ist lediglich die Magenschleimhaut, noch nicht jedoch die darunterliegende Magenmuskelschicht befallen. Ein Magenfrühkarzinom schließt einen Lymphknotenbefall nicht aus.

Die langfristige Lebenserwartung von Patienten mit diesem Karzinom ist sehr gut.

Makrophagen

Auch *Freßzellen* genannt. Es handelt sich um eine besondere Form der weißen Blutkörperchen, die in der spezifischen Immunabwehr eine besondere Rolle spielen.

Metastase

Tochtergeschwulst, die durch Verschleppung von Geschwulstzellen fern vom Ursprungsherd an einer anderen Körperstelle entsteht. Die Ausbreitung von Zellen (Metastasierung) erfolgt vorwiegend über die Blut- und die Lymphbahnen. Beim Magenkrebs sind häufigste Metastasenorte die Leber, das Bauchfell und die Lymphknoten.

Monoklonale Antikörper

Mit Hilfe der Gentechnologie hergestellte, hochspezifische identische Antikörper.

Diese können sowohl in der Erkennung wie aber auch neuerdings in der Therapie benutzt werden.

Nachsorge

Unter Nachsorge versteht man alle diejenigen diagnostischen und therapeutischen Maßnahmen, die im Anschluß an die abgeschlossene Primärbehandlung durchgeführt werden. Zielsetzung, Planung und Durchführung der Magenkrebsnachsorge unterscheiden sich erheblich, je nachdem, ob und welche Therapien durchgeführt wurden, wie alt der Patient ist, wie ausgedehnt der Tumor war etc. Die Nachsorgebetreuung sollte von besonders erfahrenen Ärzten koordiniert und durchgeführt werden.

Man unterscheidet die *ambulante* und *stationäre Nachsorge*. Unter stationärer Nachsorge versteht man die Anschlußheilbehandlung (AHB), spätere stationäre Heilverfahren und Kuren. Die stationäre Nachsorge (siehe Rehabilitation) ist ein Bindeglied zwischen stationärer und ambulanter Weiterbetreuung. Spätestens in der stationären Nachsorge sollten alle medizinischen, psychischen, sozialen und beruflichen Rehabilitationsmaßnahmen eingeleitet werden, die dann ambulant weitergeführt werden müssen. Magenkrebspatienten sollten nur in Nachsorgekliniken betreut werden, die über besondere Erfahrungen in der Krebsnachsorge verfügen.

Neoplasma

Viele Ärzte gebrauchen diesen Begriff gleichbedeutend mit *maligner Tumor* (auch *Karzinom* oder *Malignom* genannt), im Sinne einer bösartigen Wucherung.

182

Nitrosamine

Krebserregende Stoffe (insbesondere für Tumoren der Verdauungswege), die teilweise dem Körper mit der Nahrung zugeführt, teilweise jedoch auch im Körper selber hergestellt werden. Vitamin C
soll die körpereigene Bildung der krebserregenden Nitrosamine
aufhalten.

NMR

siehe *Kernspintomographie.*

Nuklearmedizin

Ein Untersuchungsverfahren zur Feststellung krankhafter Veränderungen der unterschiedlichsten Körpergewebe.

Hierbei werden radioaktive Mittel gespritzt, die sich in dem
untersuchten Gewebe anreichern. Die Strahlenbelastung ist im
allgemeinen gering, häufig sogar noch geringer als bei Röntgen-
untersuchungen.

Ösophago-Jejunostomie

Operationsmethode zur totalen Entfernung des Magens ohne
gleichzeitige Anlage eines Ersatzmagens.

Onkologen

Hiermit bezeichnet man die Ärzte, die sich auf die Behandlung von
Krebserkrankungen spezialisiert haben. Manche unterscheiden den
internistischen, den *chirurgischen,* den *gynäkologischen* und den
strahlentherapeutischen Onkologen. Sie haben sich nahezu aus-
nahmslos auf die Behandlung (beim medizinischen Onkologen auch
auf die Erkennung) von Krebserkrankungen spezialisiert.

Onkologie

Lehre von den Geschwülsten und deren Therapiemöglichkeiten mit
Medikamenten, Operation, Strahlentherapie oder physikalischen
Maßnahmen.

Palliative Therapie

Eine krebshemmende Therapie, die vorrangig auf die Erhaltung bzw. Verbesserung der Lebensqualität abzielt. Sie ist zu unterscheiden von der kurativen Therapie, die primär die Heilung zum Ziel hat.

paramedizinisch

Im Gegensatz zu schulmedizinischen offiziell nicht anerkannte medizinische Maßnahmen, da ihre Wirksamkeit mit naturwissenschaftlichen Methoden nicht nachzuweisen ist. Die Kosten dieser paramedizinischen Behandlungen werden zumeist von den Krankenkassen nicht erstattet.

P.E.G.

Perkutane endoskopische Gastrostomie. Methode, die zur künstlichen Ernährung angewandt wird, wobei eine Fistel vom Darm zur Haut gelegt wird.

Pepsin

Verdauungsenzym des Magens.

Perniziöse Anämie

Eine besondere Form von Blutarmut, die auf Vitamin-B_{12}-Mangel beruht. Manche Wissenschaftler sehen in der perniziösen Anämie einen Risikofaktor für das spätere Auftreten eines Magenkarzinoms.

Phytotherapie

Behandlung mit Medikamenten pflanzlicher Herkunft.

Prophylaxe

Verhütung von Krankheiten; Vorbeugung gegen Krankheiten.

Psychosomatik

Beziehung zwischen seelischen Vorgängen und körperlichen Funktionen.

Pyloruskarzinom

Tumoren, die vom Magenschließmuskel *(Pylorus)* ausgehen.

Radikaloperation

Totale Entfernung einer Krebsgeschwulst.

Rehabilitation

Zusammenfassung aller medizinischen, psychischen, sozialen und beruflichen Maßnahmen, die eine Eingliederung der Krebserkrankten in Familie, Gesellschaft, Arbeit und Beruf zum Ziele haben. Sie sollen dem Rehabilitanden dabei behilflich sein, mit den infolge der Krebserkrankung und der Therapie entstehenden neuen Problemen besser zurecht zu kommen.

Remission

Rückbildung des Tumors.

Von *kompletter Remission* spricht man, wenn alle Symptome und Hinweise auf den Tumor verschwunden sind. Der Arzt kann mit seinen Untersuchungsmethoden den Tumor bei einer kompletten Remission nicht mehr nachweisen.

Bei einer teilweisen *(partiellen) Remission* sind nicht alle, aber viele Beschwerden und Tumorzeichen beseitigt.

Man kennt auch sogenannte *Spontanremissionen*. Hiervon spricht man, wenn die Tumoren bzw. Tumorbeschwerden ohne Behandlung verschwunden sind. Von solchen Spontanremissionen wird zwar selten, aber immer wieder berichtet.

Rezidiv

Erneutes Auftreten einer Krebsgeschwulst nach vorhergegangener Behandlung. Das Rezidiv kann auf den Magen/Darm beschränkt sein (Lokalrezidiv), aber auch fernab vom Magen an einer anderen

Körperstelle gelegen sein. Im letzteren Falle spricht man von *Metastasen.*

Sarkom

bösartige Geschwulst, die vom Bindegewebe ausgeht.

Sauerstoff-Mehrschritt-Therapie

Von Anhängern der »biologischen Therapien« empfohlene Behandlung, die auf einem Überangebot an Sauerstoff beruht.

Die ursprünglich von dem Physiker Manfred VON ARDENNE auf naturwissenschaftlichen Überlegungen von WARBURG basierende Therapie gibt es inzwischen in zahlreichen Variationen. Ein lebensverlängernder Effekt konnte bislang nicht bewiesen werden.

Simonton-Methode

Von dem amerikanischen Arzt SIMONTON für Krebspatienten entwickelte Methode zur Entspannung, Angstbekämpfung und »Steigerung der körpereigenen Abwehr«. Die Betroffenen sollen sich im Zustand tiefer Entspannung bildhaft vorstellen, wie sich die Abwehrzellen auf den Tumor stürzen. Durch diese mentale Vorstellung sollen die Wechselwirkungen zwischen Seele, Geist und Körper positiv beeinflußt werden.

Sonographie

Untersuchungsmethode mit Hilfe energiereicher Schallwellen. Durch sie können Veränderungen von z. B. Leber, Bauchspeicheldrüse, Nieren und Milz festgestellt werden. Es handelt sich um eine weitgehend schmerzlose und komplikationslose Untersuchungsmethode, die sehr aussagekräftig ist. Es gibt auch eine spezielle Sonographie zur Untersuchung des Magens und der anliegenden Organe. Man nennt sie *Endosonographie.*

Steatorrhö

Fettstuhl. Der Stuhl enthält unverdaute Fettbestandteile. Häufig ist dies die Folge einer unzureichenden Bauchspeicheldrüsenfunktion. Der Stuhl hat dann eine helle, gelegentlich sogar kalkweiße Farbe.

Strahlentherapie

Anwendung von energiereichen Strahlen zur Behandlung von Krankheiten, z. B. zur Geschwulstbehandlung. Man unterscheidet mehrere Arten von Strahlentherapie, so die Röntgentherapie, die Telekobalttherapie, die Neutronentherapie.

Symbioselenkung

Von Anhängern der »biologischen Therapien« geprägter Begriff, der eine »Reharmonisierung der Lebensgemeinschaft zwischen dem Menschen und den Bakterien seines Magen-Darm-Traktes« beinhaltet. Die Abwehrkräfte des Körpers sollen angeblich hierdurch angeregt und verbessert werden. Die Symbioselenkung wird durch eine Nahrungsumstellung ebenso zu erreichen versucht wie durch Änderung der Lebensweisen, Vermeidung von Umweltbelastungen, geringerem Verbrauch von Medikamenten und Genußmitteln, die das harmonische Gleichgewicht zwischen Mensch und Mikroben im Darm zerstören könnten.

Szintigraphie

Die Szintigraphie gibt die räumliche Verteilung einer radioaktiven Substanz an, die z. B. von der Leber (Leberszintigraphie), vom Knochen (Skelettszintigraphie) oder vom Lungengewebe (Lungenperfusionsszintigraphie) aufgenommen und gespeichert wurde. Die Art und die Dichte der Verteilung gibt Aufschluß über die krankhafte Veränderung des Organs und ist deshalb wichtig für die medizinische Diagnostik.

T-Lymphozyten

Zusammen mit den B-Lymphozyten für die Immunabwehr wichtige Zellen. Es gibt mehrere Arten von T-Lymphozyten.

TNM-System

Einteilung der Tumoren je nach Größe und Ausdehnung des Tumors (T) in Lymphknoten (N) und anderen Organen (M).

Tumormarker

Im Blut oder im Gewebe nachweisbare Eiweißstoffe, die bei Tumorwachstum erhöht sein können. Eine Erhöhung der Tumormarker
kann, muß aber nicht auf Tumorwachstum hinweisen. Auch sind
die Tumormarker häufig erst ab einer bestimmten Tumorgröße im
Blut nachweisbar. Normale Tumormarkerwerte schließen eine
Wiedererkrankung also nicht aus.

Ultraschalluntersuchung

siehe auch *Sonographie*.
Man unterscheidet eine *Abdomen-*, *Leber-*, *Schilddrüsen-*,
Mamma-, *Dopplerultraschalluntersuchung*. Es handelt sich um
Untersuchungen, die die in den Organen und Geweben unterschiedlichen Reflexionen elektromagnetischer Wellen ausnutzen. Bislang
wurden keinerlei schädliche Auswirkungen dieser in der Tumornachsorge sehr gebräuchlichen Untersuchungsmethoden festgestellt.

Vitamine

Lebenswichtige organische Substanzen. Es gibt Hinweise dafür, daß
insbesondere Vitamin C und die Vorstufe des Vitamin A (Karotin)
vor Magen- und Speiseröhrenkrebs schützen helfen. Vitamin C
kann die Bildung der krebserregenden Nitrosamine aufhalten, die
durch gepökeltes Fleisch entstehen können.
Vitamin A soll die Zelloberfläche vor dem Einwirken krebserre-
gender Substanzen schützen.

Witzelfistel

Künstliche äußere Magen- oder Darmfistel.

Zytostatika

Chemische Mittel zur Hemmung des Tumorwachstums. Einige
Zytostatika greifen die Tumorzellen direkt an, andere verhindern
nur deren Vermehrung. Zytostatika, die nur die Tumorzellen
angreifen und die gesunden Zellen schonen, gibt es noch nicht.

Die Nebenwirkungen können je nach Zytostatikum völlig unterschiedlich sein, d. h. unterschiedliche Organe betreffen. Zumeist ist besonders wachstumsaktives Gewebe betroffen, so z. B. die Haare, das Knochenmark oder die Darmschleimhaut.

Viele dieser »unerwünschten Nebenwirkungen« verschwinden beim Absetzen des Zytostatikums; manchmal treten Nebenwirkungen jedoch erst lange Zeit nach Absetzen auf. Aufgabe der Nachsorge ist es u. a., derartige Nebenwirkungen möglichst frühzeitig zu erkennen und zu behandeln.

Wichtige Adressen

1. Arbeiterwohlfahrt Bundesverband e. V., Marie-Juchacz-Haus, Oppelner Str. 130, 5300 Bonn 1, Telefon 0228/668 50
2. Arbeitsgemeinschaft für Krebsbekämpfung im Lande Nord-rhein-Westfalen, Königsallee 175, 4630 Bochum, Telefon 0234/778481
3. Bundesarbeitsgemeinschaft »Hilfe für Behinderte«, Kirchfeld-str. 149, 4000 Düsseldorf, Telefon 0211/340085
4. Bundeszentrale für gesundheitliche Aufklärung, Postfach 910152, 5000 Köln 91, Telefon 0221/89921
5. Deutsche Krebshilfe e. V., Thomas-Mann-Str. 40, 5300 Bonn 1, Telefon 0228/729900
6. Deutsches Krebsforschungszentrum (DKFZ), Im Neuenheimer Feld 280, 6900 Heidelberg, Telefon 06221/4841
7. Deutsche Arbeitsgemeinschaft Selbsthilfegruppen, Friedrich-str. 28, 6300 Gießen, Telefon 0641/7022478
8. Deutsche Krebsgesellschaft und ihre Landesverbände, Ge-schäftstelle Theodor-Stern-Kai 7, 6000 Frankfurt 70, Telefon 069/639166
   - Krebsverband Baden-Württemberg e.V., Adalbert-Stifter-Str. 105, 7000 Stuttgart 40, Telefon 0711/8482856
   - Bayerische Krebsgesellschaft e.V., Tumblinger Str. 4, 8000 München 2, Telefon 089/531175
   - Landesverband Berlin e.V., Königsberger Str. 36a, 1000 Berlin 45, Telefon 030/77729090
   - Landesverband Bremen, Rembertistr. 99, 2800 Bremen 1, Telefon 0421/325169
   - Hamburger Landesverband für Krebsbekämpfung und Krebsforschung (Hamburger Krebsgesellschaft), Martinistr. 52, 2000 Hamburg 20

- Krebsgesellschaft Hessen, Carl-Oelemann-Weg 4, 6530 Bad Nauheim, Telefon 06032/2917
- Arbeitsgemeinschaft für Krebsbekämpfung des Landes Niedersachsen e.V., Niedersächsische Krebsgesellschaft, Ellernstr. 36, 3000 Hannover 1, Telefon 0511/8150-91 und 92
- Krebsgesellschaft Rheinland Pfalz e.V., Schloßstr. 8, 5400 Koblenz, Telefon 0261/310-47 und 48
- Landesverband für Krebsbekämpfung und Krebsforschung im Saarland, Faktoreistr. 4, 6600 Saarbrücken 3, Telefon 0681/4003271
- Schleswig-Holsteinische Krebsgesellschaft e.V., Flämische Str. 6–10, 2300 Kiel 1, Telefon 0431/94294
- Landesverband Mecklenburg/Vorpommern, Pathologisches Institut des Krankenhauses Schwerin, Werderstr. 15, 0-2756 Schwerin
- Landesverband Brandenburg, Bezirksfachklinik für Lungenkrankheiten und Tuberkulose, Straße nach Fichtenwalde 16, 0-1504 Belitz-Heilstätten
- Landesverband Sachsen-Anhalt, Klinik für Chirurgie der Martin-Luther-Universität Halle, Ernst-Grube-Str. 40, 0-4010 Halle/Saale
- Landesverband Sachsen, Pathologisch-bakteriologisches Institut des Krankenhauses »St. Georg«, Straße der DSF 141, 0-7021 Leipzig
- Landesverband Thüringen, Poliklinik für Innere Medizin der Medizinischen Akademie Erfurt, Nordhäuser Str. 84, 0-5010 Erfurt

9. Deutsche Krebsnachsorge e.V., Gesellschaft zur Förderung von Krebsnachsorge und Rehabilitation Krebskranker, Geschäftsstelle: Hubertusstr. 32, 5650 Solingen

10. Genesendenhilfe e.V., Danziger Str. 15, 2000 Hamburg 1, Telefon 0404/246976

11. Gesellschaft für Biologische Krebsabwehr, Postfach 102549, 6900 Heidelberg 1, Telefon 06221/161525

12. »Gesamtprogramm zur Krebsbekämpfung« des Bundes, Postfach 200220, 5300 Bonn 2, Telefon 0228/930-0

13. Interessengemeinschaft der Krebsnachsorge des Landes Bremen e.V., Landwehrstr. 60, 2800 Bremen 1, Telefon 0421/3963066

14. Krebsinformationsdienst (KID), Postfach 101949, Im Neuenheimer Feld 280, 6900 Heidelberg, Telefon 06221/410121

15. Krebsnachsorgegruppen im Landessportbund Nordrhein-Westfalen e.V.
Die Anschriften der Vereine und der Übungsleiter/-innen bitten
wir zu erfragen über *Landessportbund Nordrhein-Westfalen
e.V.*, Friedrich-Alfred-Str. 25, Sportpark Wedau, 4100 Duis-
burg 1, Telefon 0203/7381-01
16. Gesellschaft zur Bekämpfung der Krebskrankheiten Nordrhein-
Westfalen e.V., Kettwiger Str. 6, 4000 Düsseldorf 1, Telefon
0211/7336655
17. Landesarbeitsgemeinschaft »Hilfe für Behinderte«, Kirchfeld-
str. 149, 4000 Düsseldorf 1, Telefon 0211/310060
18. Patienteninitiative Sonnenberg-Sanatorium, 3437 Bad Sooden-
Allendorf, Telefon 05652/2072
19. Psychosoziale Beratungs- und Betreuungsstelle von Tumorpatienten des Westdeutschen Tumorzentrums (WTZ), Hufe-
landstr. 55, 4300 Essen 1, Telefon 0201/723(1)
20. Psychosoziale Nachsorgeeinrichtung und Fortbildungsseminar
an der Chirurgischen Universitätsklinik Heidelberg (Ernst-
Moro-Haus), Im Neuenheimer Feld 155, 6900 Heidelberg,
Telefon 06221/563081
21. Selbsthilfe Krebs im Albrecht-Achilles-Haus, Albrecht-Achil-
les-Str. 59, 1000 Berlin 31, Telefon 030/8914049
22. Tumorzentren und onkologische Schwerpunktkrankenhäuser:
   ● Tumorzentrum Aachen, Pauwelsstraße, 5100 Aachen, Tele-
     fon 0241/8089388
   ● Tumorzentrum Berlin, Hindenburgdamm 30, 1000 Berlin 45,
     Telefon 030/8341040
   ● Tumorzentrum Bonn, Sigmund-Freud-Str. 25, 5300 Bonn 1,
     Telefon 0228/2802489 oder 2803802
   ● Tumorzentrum Bremen, Zentralkrankenhaus, St. Jürgen-
     Straße, 2800 Bremen, Telefon 0421/4975178
   ● Tumorzentrum Düsseldorf, Mohrenstr. 5, 4000 Düsseldorf 1,
     Telefon 0211/3117732
   ● Tumorzentrum Erlangen, Krankenhausstr. 12, 8520 Erlan-
     gen, Telefon 09131/854080
   ● Westdeutsches Tumorzentrum Essen, Hufelandstraße 55,
     4300 Essen, Telefon 0201/7232001
   ● Tumorzentrum Frankfurt, Theodor-Stern-Kai 7, 6000 Frank-
     furt 70, Telefon 069/63015744 oder 6324
   ● Tumorzentrum Freiburg, Hugstetter Str. 55, 7800 Freiburg,
     Telefon 0761/2703312

- Tumorzentrum Göttingen, An der Lutter 24, 3400 Göttingen, Telefon 0551/35770 oder 36025
- Tumorzentrum Hamburg, Martinistr. 52, 2000 Hamburg 20, Telefon 040/4684390 oder 4354
- Tumorzentrum Hannover, Constantin-Gutschow-Str. 8, 3000 Hannover 61, Telefon 0511/532302-0/-1
- Tumorzentrum Heidelberg/Mannheim, Im Neuenheimer Feld 110, 6900 Heidelberg 1, Telefon 06221/562202
- Tumorzentrum Homburg/Saar und Saarländische Krebszentrale, Oskar-Orth-Str., 6650 Homburg/Saar, Telefon 06841/16743-1/-2
- Tumorzentrum Kiel, Arnold-Heller-Str. 8, 2300 Kiel, Telefon 0431/5973845
- Tumorzentrum Köln, Josef-Stelzmann-Str. 9, 5000 Köln 41, Telefon 0221/4785534
- Tumorzentrum Lübeck, Kahlhorststr. 31–35, 2400 Lübeck 1, Telefon 0451/5000
- Tumorzentrum Mainz, Am Pulverturm 13, 6500 Mainz, Telefon 06131/173001 (Sekretariat) oder 173003 (Sozialer Beratungsdienst und Dokumentation) oder 172244 (Telefonisch-onkologischer Informationsdienst für Ärzte)
- Tumorzentrum Mannheim, Theodor-Kutzer-Ufer, 6800 Mannheim 1, Telefon 0621/383285-4/-5 oder 2763
- Tumorzentrum Marburg/Gießen, Baldinger Str., 3550 Marburg, Telefon 06421/282954
- Tumorzentrum München, Thalkirchner Str. 48, 8000 München 2, Telefon 089/516022-36/-38
- Tumorzentrum Münster, Domagkstr. 17, 4400 Münster, Telefon 0251/835476
- Tumorzentrum Nürnberg, Flurstr. 17, 8500 Nürnberg, Telefon 0911/398280-5/-6
- Tumorzentrum Stuttgart, Auerbachstr. 110, 7000 Stuttgart 50, Telefon 0711/8101506
- Tumorzentrum Tübingen, Karlstr. 19, 7400 Tübingen, Telefon 07071/295235
- Tumorzentrum Ulm, Klinik am Safranberg, Steinhövelstr. 9, 7900 Ulm, Telefon 0731/1791
- Tumorzentrum Würzburg, Josef-Schneider-Str. 2, 8700 Würzburg, Telefon 0931/2013126

Literaturauswahl

Loebert, L.: Ärztlicher Rat für Magen- und Darmkranke. Thieme, Stuttgart 1986 (2. Auflage)

Nagel, G., D. Schmähl, D. K. Hossfeld (Hrsg.): Krebsmedikamente mit fraglicher Wirksamkeit. W. Zuckschwerdt Verlag, München 1989 (4. Auflage)

Renner, K. H., K. Canzler: Ernährung und Krebs. Eine Orientierungshilfe für Krebskranke und Krebsgefährdete. Verlag für Medizin, Dr. Ewald Fischer, Heidelberg 1989

Scheel, M., J. Aumiller: Der Krebshilferatgeber. Teil I: Wer behandelt mich richtig? Teil II: Bewährte, spekulative und gefährliche Behandlungsmethoden. Goldmann, München 1982

»Mein Recht als Schwerbehinderter«, Deutscher Taschenbuch-Verlag, Beck Rechtsberater im DTV, Nr. 5252

»Mein Recht auf Sozialhilfe«, Deutscher Taschenbuch-Verlag, Beck Rechtsberater im DTV, Nr. 5243

Sachregister

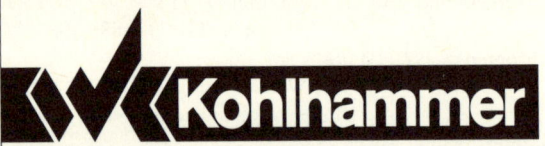
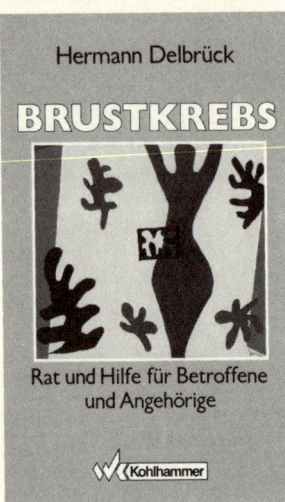
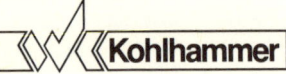